李宜瑞 儿科 医案集萃

主编　陈晓刚　刘华

主审　许华

SPM
南方传媒

广东科技出版社
全国优秀出版社
·广州·

图书在版编目（CIP）数据

李宜瑞儿科医案集萃 / 陈晓刚，刘华主编. —广州：广东科技出版社，2023.2

ISBN 978-7-5359-7958-2

Ⅰ. ①李…　Ⅱ. ①陈…　②刘…　Ⅲ. ①中医儿科学—医案—汇编—中国—现代　Ⅳ. ①R272

中国版本图书馆CIP数据核字（2022）第182505号

李宜瑞儿科医案集萃
Li Yirui Erke Yi'an Jicui

出 版 人：严奉强
责任编辑：曾永琳　王　珈
装帧设计：友间文化
责任校对：陈　静
责任印制：彭海波
出版发行：广东科技出版社
　　　　　（广州市环市东路水荫路11号　邮政编码：510075）
销售热线：020-37607413
http://www.gdstp.com.cn
E-mail：gdkjbw@nfcb.com.cn
经　　销：广东新华发行集团股份有限公司
印　　刷：广州一龙印刷有限公司
　　　　　（广州市增城区新塘镇荔新九路43号千亿产业园　邮编：510700）
规　　格：889 mm×1 194 mm　1/32　印张9.125　字数220千
版　　次：2023年2月第1版
　　　　　2023年2月第1次印刷
定　　价：68.00元

李宜瑞简介

李宜瑞，广东省梅县人，主任中医师，教授，广东省首位中医儿科学博士研究生指导教师，第五批全国老中医药专家学术经验继承工作指导老师。1970年毕业于广州中医学院（广州中医药大学前身），历任广州中医药大学第一附属医院儿科副主任、第一临床医学院儿科教研室副主任、广东省中医药学会儿科专业委员会副主任委员，现任广东省中医药学会儿科专业委员会及广东省中西医结合学会儿科专业委员会顾问。

李宜瑞教授从事中医儿科学的医疗、教学、科研工作已逾50年，治学严谨，有系统、扎实的专业理论基础，以及丰富的临床和教学经验。曾被评为广州中医药大学优秀教师和第一临床医学院"最受学生欢迎的任课老师"。她擅长儿童行为精神障碍（儿童多动症、抽动症、孤独症、情绪异常等）和小儿呼吸、消化系统疾病的专科诊治。曾主持国家自然科学基金"孔圣枕中丹改善SHR大鼠注意缺陷和冲动的多巴胺机制研究"等各级科研课题12项，在中医药治疗儿童多动症的药理机制方面进行过开创性的研究和探索，取得了积极成果，在同行中具有较高声誉。曾获广州中医药大学科技进步二等奖及三等奖。公开发表学术论文70多篇，参与编撰学术专著《儿童多动症临床治疗学》（修订版及第3版）、学科教材《中西医结合儿科学》及其他专著、教材、教学参考书等共8部。培养中医儿科学博士研究生6名，硕士研究生18名，指导全国老中医药专家学术继承人2名，广州市优秀中医临床人才研修生1名，院级"杏林英才"1名，为学科建设和人才培养做出了重要贡献。

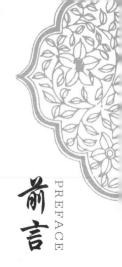

中医药学历史悠久，作为中华文明的瑰宝，虽历经风雨，但迄今仍屹立于世界医学之林，为人类的健康事业做出了卓越的贡献。岭南中医药学是在中医"因地制宜"思想下形成的重要地方医学流派，衷中参西，兼收并蓄，传承创新，在审证识因、遣方用药等方面独具特色。广东省作为岭南中医药学的故乡，历经时代的发展，孕育出一大批医德高尚、医术精湛的医学名家，其中李宜瑞教授就是岭南中医儿科学的优秀代表，其鲜明的学术风格及独到的临床经验值得我们深入探究。

李宜瑞教授在"五脏相关""重视脾胃"等重要学术思想的指导下，结合岭南的特殊气候及人文等地域性因素，通过反复的临床实践与探索，形成了关于小儿脏腑学说的独到见解。她强调"脾为后天之本，重视顾护脾胃功能"的诊疗思想、"治养结合、心身同治、以和为贵"的儿科疾病防治宗旨，以及"扶正气、平阴阳、调气机、安五脏"的治疗观念。在坚持"四诊合参"的同时，注重望诊，尤其重视舌诊的必要性；根据因时、因地、因人的"三因制宜"原则，在诊疗中审慎辨证，善用岭南道地药材，体现出鲜明的岭南特色。李宜瑞教授善于以五脏相关学说辨析儿童情志障碍，长于用肺脾同调的方法治疗小儿肺系疾病，总结出儿童多动症及小儿反复呼吸道感染等典型疾病的主要病机及证型特点，并创制了"益智宁""复感宁"等专方，临床疗效显著，得到儿科同行的高度评价及患儿家属的广泛认可。

儿童是祖国的未来，保障儿童的身心健康离不开儿科从业人员的共同努力。学习名老中医的学术思想和临证经验，有助于提高中医儿科的临床实践能力。本书收集和整理李宜瑞教授的部分典型医案，并附上后辈的学习心得，供读者研习与借鉴。

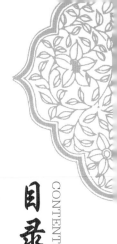

目录 CONTENTS

5

李 宜 瑞 儿 科
医 案 集 萃

◆━━❬ **一** ❭━━◆

感 冒

医案1 ▶ 风寒夹痰

陈某，男，2岁，就诊于2017年10月20日。

主诉：咳嗽4日，加重伴流涕2日。

病史：患儿自4日前出现频繁咳嗽，夜晚较甚，有痰难咳，近2日咳嗽加重，伴流清涕，无发热，胃纳欠佳，眠一般，夜尿较多。舌淡，舌中后部苔白厚。

中医诊断：感冒。

西医诊断：急性上呼吸道感染。

证候诊断：风寒夹痰。

治法：祛风散寒，化痰止咳。

方药：三拗汤合二陈汤加减。

处方：蜜麻黄3g，苦杏仁10g，防风5g，蒸陈皮5g，法半夏5g，茯苓15g，辛夷4g，白芷4g，鹅管石12g，紫菀8g，焦神曲8g（包煎），甘草3g。共3剂，每日1剂，水煎服。

按语：外感风寒，邪犯肺卫，肺失宣肃，则见咳嗽、流涕。小儿具有"肺常不足""脾常不足"的生理特点，

感邪之后，气机不利，津液失布，留滞肺络，聚而为痰，痰阻气道，则见有痰难咳，此为风寒夹痰之证。治当祛风散寒、化痰止咳，方用三拗汤合二陈汤加减。方中蜜麻黄解表宣肺，合杏仁之苦降，一宣一降，使肺气得宣，寒邪得去。防风、辛夷、白芷解表通窍，法半夏、蒸陈皮燥湿化痰兼以理气，鹅管石温肺化痰，紫菀化痰止咳，酌加焦神曲、茯苓消食健脾之品固护脾胃，则咳嗽得愈、寒痰得化，诸症可除。

3

医案2　风寒夹痰

邓某，女，1岁，就诊于2017年10月18日。

主诉：反复咳嗽2周。

病史：家属代诉患儿咳嗽，喉间痰鸣，晨起明显，流清涕，打喷嚏，无发热，无口臭，胃纳欠佳，眠一般，大便每日2次，糊状色黄，小便调，手倒刺，指甲易断。舌淡红，苔白、微腻。

中医诊断：感冒。

西医诊断：急性上呼吸道感染。

证候诊断：风寒夹痰。

治法：祛风散寒，化痰止咳。

方药：杏苏散加减。

处方：防风4g，紫苏叶5g，前胡5g，法半夏5g，茯苓10g，蒸陈皮3g，辛夷3g，焦神曲5g（包煎），五指毛桃10g，甘草2g。共3剂，每日1剂，水煎服。

按语：此患儿为风寒外感，痰湿内蕴。小儿虽咳嗽已有2周，但仍可见流涕、喷嚏等风邪束表之象，故治疗时予紫苏叶、防风解表散寒。由于小儿易虚易实的病理特点，发散药物使用过量易耗伤小儿正气，故李宜瑞教授在临床上使用解表散寒类药物时喜用紫苏叶、防风，紫苏叶解表散寒，发散力量弱于麻黄，防风祛风固表，可防紫苏叶发散太过，两药合用表寒得散而不伤正。喉间痰鸣、苔白微腻为痰湿内蕴之象，予蒸陈皮、法半夏燥湿化痰；大便溏薄，考虑为脾胃薄弱，故予五指毛桃、茯苓健脾益气，扶正祛邪。

医案3　风寒夹滞

钱某，男，6岁，就诊于2018年10月12日。

主诉：发热、头晕2日，胃纳差1日。

病史：患儿自2日前开始发热，热峰39℃，伴头晕，无天旋地转样，曾于儿童医院就诊，予药物（具体不详）治疗后，昨日下午至今无发热，无头晕、头痛，无鼻塞、流涕，无咳嗽，胃纳差，食欲不振，有口臭，时诉腹痛，眠欠佳，大便2日未解，小便正常。舌淡红，舌中后部苔白厚、微黄。

查体：咽无充血。

中医诊断：感冒。

西医诊断：急性上呼吸道感染。

证候诊断：风寒夹滞。

治法：祛风散寒，化湿导滞。

方药：桔梗甘草防风汤加味。

处方：广藿香8g，紫苏叶8g，防风5g，甘草3g，净山楂8g，桔梗8g，枳壳5g，神曲10g（包煎），连翘8g，莱菔子10g，五指毛桃12g。共3剂，每日1剂，水煎服。

按语：风寒之邪，束于肌表，郁于腠理，卫气失宣，则见发热。小儿脾常不足，感受外邪之后，脾脏运化失司，水湿不化，加之小儿饮食失节，乳食积滞，阻于脾胃，则见脘腹疼痛、口臭、胃纳差、大便秘结等症，此为感冒夹滞。治当在祛风散寒的基础上，加用净山楂、莱菔子、神曲、五指毛桃健脾消食和胃。李宜瑞教授在治疗小儿外感疾病时强调固护脾胃的重要性，既防发散太过而伤正，又可扶助正气，以资汗源，使邪有出路。

医案4　风寒证

苏某，男，1岁，就诊于2018年10月12日。

主诉：反复流涕8日，咳嗽7日。

病史：患儿自8日前在无明显诱因的情况下出现流涕，7日前出现咳嗽，有痰，鼻塞，流清涕，无发热，汗出，胃纳一般，眠可，大便软、成形，每日1次，小便正常。舌尖稍红，苔白。

查体：咽无充血，双肺未闻及干、湿啰音。

中医诊断：感冒。

西医诊断：急性上呼吸道感染。

证候诊断：风寒证。

治法：祛风散寒。

方药：桔梗甘草防风汤合二陈汤加减。

处方：紫苏叶5g，防风2.5g，甘草2g，紫菀5g，辛夷2g，净山楂5g，桔梗5g，陈皮3g，法半夏3g，茯苓10g，五指毛桃10g，连翘4g，神曲5g（包煎）。共3剂，每日1剂，水煎服。

按语：风寒之邪，从口鼻或皮毛而入，首先犯肺，肺气失宣，则见鼻塞、流涕、咳嗽。小儿易寒易热，且为纯阳之体，故发病后易于化热，即使是感受风寒之邪，邪正交争之时，寒邪亦可化热，可见汗出、舌尖稍红。治当在解表散寒之时，需防风寒从阳化热。治疗上予紫苏叶、防风解表散寒，桔梗利咽化痰，辛夷宣通鼻窍，紫菀宣肺止咳，陈皮、净山楂、茯苓、五指毛桃、神曲健脾化痰消食，少佐连翘以防风寒从阳化热。

医案5　风热证

陈某，男，4岁，就诊于2014年4月30日。

主诉：低热、鼻塞3日。

病史：患儿自3日前出现发热，热峰37.8℃，下午尤甚，鼻塞，流黄涕，胃纳欠佳，眠安，二便调。舌红，舌中部苔黄厚。

查体：咽充血（+），咽后壁见黄色鼻分泌物，双侧扁桃体不大，双肺呼吸音清，未闻及干、湿啰音。

中医诊断：感冒。

西医诊断：急性上呼吸道感染。

证候诊断：风热证。

治法：疏风清热，通窍排脓。

方药：银翘散加减。

处方：葛根10g，青蒿10g（后下），金银花10g，连翘10g，薄荷4g（后下），桔梗10g，神曲10g，黄芩10g，浙贝母10g，皂角刺3g，薏苡仁15g。共3剂，每日1剂，水煎至150～200mL，分3次饭后温服。

二诊（2014年5月7日）：服上药后，患儿现无发热，鼻塞较前好转，少许流涕，色黄白，咽痒，偶有咳嗽，有痰，胃纳正常，二便调，夜寐安。舌尖红，舌中部苔白、稍厚。

处方：辛夷花5g（包煎），苍耳子3g，薏苡仁15g，连翘10g，神曲10g，莱菔子10g，桔梗10g，浙贝母10g，木蝴蝶5g，法半夏6g。共3剂，每日1剂，水煎服。

按语：风热之邪侵犯肺卫，正邪交争，则见发热；风热之邪客于肺卫，肺气失宣，则见鼻塞、流黄涕，当以"汗法"取之。方中以葛根、青蒿解肌退热，金银花、连翘清热解毒，薄荷疏风清热，桔梗清热利咽，黄芩清热燥湿、泻火解毒，浙贝母清热化痰、止咳散结，神曲消滞，皂角刺托毒排脓，薏苡仁清热排脓。李宜瑞教授常用皂角刺、薏苡仁二药配伍辛夷花或白芷治疗脓浊鼻涕。二诊热退，予辛夷花宣通鼻窍，风热之邪上攻咽喉，出现咽痒，予木蝴蝶清肺利咽；风邪犯肺，肺失宣肃，出现咳嗽、有痰，予莱菔子、法半夏化痰消滞；若患儿仍有少许流涕，予苍耳子以加强宣通鼻窍之功效。

二

乳　蛾

医案1　热毒炽盛

常某，男，5岁，就诊于2018年10月12日。

主诉：发热1日。

病史：患儿昨日下午4时开始出现发热，热峰40℃，伴头痛、恶寒、寒战，服布洛芬后热难退。现仍发热（体温38.9℃），伴头痛、咽痛，无恶寒，饮水不多，胃纳差，眠一般，大便2日未解，小便正常。舌红，苔白厚、稍黄。

查体：精神一般，咽充血（+），双侧扁桃体Ⅱ度肿大，表面有黄色脓点，双肺未闻及异常。

中医诊断：乳蛾。

西医诊断：急性化脓性扁桃体炎。

证候诊断：热毒炽盛。

治法：清热解毒化湿。

方药：银翘散加减。

处方：金银花10g，连翘10g，薄荷3g（后下），柴胡10g，黄芩10g，葛根10g，蒲公英12g，生石膏15g（先煎），广藿香10g，薏苡仁12g，青蒿10g（后下），甘草4g。共3剂，每日1剂，水煎服。

随访，热退，咽痛减。继以咽扁颗粒口服。

按语：患儿起病之初，有高热、恶寒、寒战等风寒束表之太阳表实证的表现，但小儿为纯阳之体，传变迅速，风寒之邪不能从太阳疏解，而传入少阳，出现发热、不恶寒、"默默不欲饮食"的胃纳差表现，并有大便不通，舌红，苔白厚、稍黄等化热之象，故予柴胡、黄芩、青蒿，取小柴胡汤之意，清解少阳之邪，合用清凉辛开之平剂——银翘散，其中金银花、连翘、蒲公英清热解毒，薄荷清咽利喉，生石膏清解里热，薏苡仁清热化湿等，有清热解毒化湿之功。广藿香辛，微温，用于清热解毒药中，取银翘散辛温辛凉同用之意，又结合岭南地区湿浊较多的地域特色，以广藿香代替荆芥，既可疏风又可化湿。

医案2 正虚邪恋

韩某，男，3岁4个月，就诊于2018年12月5日。

主诉： 反复咳嗽、咳痰3个月余。

病史： 患儿3个月前出现扁桃体肿大、发炎的症状，伴咳嗽、喉中有痰，每月1至2次，时流清涕，前日晚上出现发热，热峰38.5℃，自服大青叶口服液、小儿氨酚黄那敏颗粒后体温降至正常。就诊时，患儿无发热、咳嗽及鼻塞、流涕等不适，易出汗，口气不重，纳眠可，二便调。舌淡，舌中部及根部苔白厚、腻，指纹淡紫达于风关。

查体： 咽充血（+），双侧扁桃体Ⅱ度肿大，无充血、脓

点，鼻黏膜色淡，鼻甲无肿胀。

中医诊断：乳蛾。

西医诊断：慢性扁桃体炎。

证候诊断：正虚邪恋。

治法：补肺健脾，清解余邪。

方药：异功散合玉屏风散加减。

处方：太子参12g，茯苓12g，白术7g，蒸陈皮5g，五指毛桃15g，防风4g，连翘8g，乌梅3g，麻黄根10g，糯稻根10g，甘草3g。共7剂，每日1剂，水煎服。

二诊（2018年12月13日）：服上药后，患儿出汗减少，现时流白色黏涕，无鼻塞，喜揉鼻，纳眠可，二便调。舌淡，苔白厚，指纹淡紫达于风关。

查体：咽无充血，双侧扁桃体Ⅱ度肿大、无充血。

处方：原方去糯稻根、乌梅，加桔梗10g、麸炒枳壳5g。共5剂，每日1剂，水煎服。

按语：该患儿病情反复达3个月有余，表现为正气亏虚，邪气留恋。李宜瑞教授从患儿的整体证候诊断，而不仅仅囿于"扁桃体"这个局部情况，认为脾为后天之本、气血生化之源，脾气生发则正气充沛，脾气得健则肺气得养；肺脾又为子母之脏，肺气不足可致子盗母气，而脾常不足则易使母病及子，临床常见肺脾同病之证，故据证选用异功散合玉屏风散健运脾土，肺脾同治，以取得很好的治疗效果，这也正是"治病求本"的体现。

医案3　肺热夹滞

林某，男，5岁，就诊于2018年5月2日。

主诉：发热1日。

病史：患儿昨日下午开始出现发热，热峰38.9℃，伴恶寒、头晕，呕吐胃内容物1次，咽痛，干咳，纳眠差，睡觉时偶有起坐，喜俯睡，脾气暴躁，近2日无大便，夜尿每晚1至2次。舌红，苔厚腻。

查体：咽充血（＋），双侧扁桃体Ⅰ度肿大，可见白色脓点。

中医诊断：乳蛾。

西医诊断：急性化脓性扁桃体炎。

证候诊断：肺热夹滞。

治法：疏散风热，化湿消积。

方药：自拟方。

处方：北柴胡10g，黄芩10g，金银花10g，薄荷4g（后下），荆芥穗6g，广藿香10g，射干8g，蒲公英10g，生石膏15g（先煎），薏苡仁15g，神曲10g，青蒿10g（后下），甘草3g。共2剂，每日1剂，水煎服。

随访，大便通，热退，脓消。

按语：急性化脓性扁桃体炎为小儿常见的上呼吸道感染性疾病，病因主要与感受风热邪毒或素体肺胃热盛、复感外邪有关。方中北柴胡、黄芩透解邪热，金银花、射干、蒲

公英有加强清热解毒利咽之功效，再以薏苡仁清热化湿排脓。本案患儿高热，喜俯睡，大便不通，舌红，苔厚腻，为肺胃热盛，夹有食积之表现，故以生石膏、神曲清解阳明胃热，兼以消食和胃；再以荆芥穗、广藿香、薄荷引邪外出，达疏散风热、化湿消积之功。

医案4　热毒炽盛

叶某，男，8岁，就诊于2018年7月11日。

主诉： 发热半日余。

病史： 患儿昨日上午开始发热，热峰39.1℃，自行服退热药后（具体不详）退至38℃，今早已无发热。现咽稍痛，无鼻塞、流涕等症，胃纳可，眠尚可，打鼾，二便正常。舌红，苔薄黄，根部厚腻。

查体： 咽充血（+），双侧扁桃体Ⅱ度肿大，右侧可见脓点。

中医诊断： 乳蛾。

西医诊断： 急性化脓性扁桃体炎。

证候诊断： 热毒炽盛。

治法： 清热解毒，化湿消滞。

方药： 银翘散加减。

处方： 金银花10g，连翘10g，板蓝根15g，北柴胡10g，淡豆豉10g，薄荷4g（后下），桔梗10g，生石膏15g（先煎），蒲公英15g，青蒿10g（后下），广藿香10g，神曲10g，甘草5g。共3剂，每日1剂，水煎服。

按语：该患儿为感受风热之邪，邪热入里，循经上攻咽喉，邪热炽盛，故见喉核红肿化脓，予银翘散加减治疗，金银花、连翘清热解毒，薄荷、板蓝根、桔梗清热利咽，北柴胡、青蒿透解邪热，舌根部舌苔厚腻，提示湿热困阻中焦，故予蒲公英、生石膏清解肠胃积热，广藿香、神曲化湿消滞。

医案5　热毒炽盛

章某，男，4岁，就诊于2019年4月19日。

主诉： 反复咳嗽1个月余，发热1日。

病史： 患儿反复咳嗽1个月余，昨日开始出现发热，热峰39.4℃，服布洛芬后热退，现咳嗽，有痰，四肢热，夜间尤甚，鼻痒吸鼻，动则汗多，夜间盗汗，胃纳不佳，口臭，大便先硬后软，每日1次，小便可。舌红，苔黄厚。既往有热性惊厥史。

查体： 双侧扁桃体Ⅰ度肿大，左侧可见脓点。双肺呼吸音清。

中医诊断： 乳蛾。

西医诊断： 急性化脓性扁桃体炎。

证候诊断： 热毒炽盛。

治法： 疏风清热，利咽消滞。

方药： 柴葛解肌汤合银翘散加减。

处方：金银花8g，连翘8g，北柴胡8g，葛根10g，生石膏15g（先煎），板蓝根10g，薄荷3g（后下），蝉蜕2.5g，苦杏仁8g，青蒿10g（后下），淡竹叶5g，神曲10g，甘草3g。共3剂，每日1剂，水煎服。

> **按语**：该患儿为外感风热之邪，并内有郁热。予柴葛解肌汤合银翘散加减，以北柴胡、葛根外透肌热，内清郁热，伍用生石膏清泄里热。本案患儿热势重，故予金银花、连翘、板蓝根加强清热解毒之力，青蒿透邪外出，加入有消食和胃且略兼解表之功的神曲；因患儿既往有热性惊厥病史，故配合一味蝉蜕，可疏散风热、凉肝息风，有"未病先防"之意。

三

咳　嗽

医案1　正虚邪实

黎某，男，7岁，就诊于2018年4月18日。

主诉：咳嗽1日。

病史：患儿自2日前开始打喷嚏，流黄白涕，昨日开始咳嗽，有少量痰，单声咳，无发热，纳眠可，入睡后打鼾，二便调。咽红，舌红，苔黄腻。既往有慢性鼻窦炎病史。

中医诊断：咳嗽。

西医诊断：急性支气管炎。

证候诊断：正虚邪实。

治法：健脾益气，清热化痰。

方药：玉屏风散合麻杏苡甘汤加味。

处方：辛夷5g，甘草4g，薏苡仁12g，干鱼腥草15g，桔梗10g，五指毛桃15g，蜜麻黄3g，黄芩8g，海浮石12g，苦杏仁10g，皂角刺4g，防风5g，白术6g。共3剂，每日1剂，水煎服。

二诊（2018年4月20日）：服上药后，患儿症状较前好转，咳嗽次数减少，清晨及活动后较为明显，有痰，自述眼睑痒，打喷嚏，流黄涕，咽红，舌红，苔黄。

处方：辛夷5g，甘草4g，薏苡仁12g，干鱼腥草15g，桔梗10g，五指毛桃15g，蜜麻黄3g，黄芩8g，海浮石12g，麸炒枳壳6g，防风5g，白术6g。共5剂，每日1剂，水煎服。

三诊（2018年4月26日）：服上药后，患儿咳嗽症状较前减轻，少痰，咽痒，无喘促，鼻塞，流黄涕，无发热，胃纳可，眠差，大小便正常。咽红，舌红，有芒刺，苔白。

处方：甘草3g，辛夷4g，薏苡仁12g，五指毛桃15g，太子参10g，防风4g，苦杏仁8g，蜜麻黄2g，蛤壳10g，百合10g，乌梅10g，明党参10g，路路通8g。共7剂，每日1剂，水煎服。

> **按语**：该患儿既往有慢性鼻窦炎病史，素体肺气不足，今不慎外感风热之邪，外邪犯肺，肺失宣肃，可见咳嗽有痰诸症。故一诊以蜜麻黄、苦杏仁宣降肺气，以期恢复肺脏宣发肃降之功，伍以薏苡仁外散风邪、内清湿邪。李宜瑞教授喜用薏苡仁合辛夷花、皂角刺、海浮石治疗黄脓鼻涕，干鱼腥草、黄芩清肺热，桔梗清热利咽、引药上行。李宜瑞教授认为，肺脾功能失调是慢性鼻窦炎反复发作的重要内因，故在祛邪的同时，以玉屏风散益气固表。五指毛桃被称为"南芪"，具有健脾益气之功，而无黄芪之温燥，尤其适合岭南地区小儿服用，故以五指毛桃代替黄芪。二诊病情好转，在原方基础上稍加增减。三诊病情向愈，增加扶正之品，以百合、乌梅养阴敛肺，润燥止痒。

医案2　风痰犯肺

赖某，女，3岁，就诊于2018年10月19日。

主诉：咳嗽2日。

病史：患儿自2日前开始咳嗽，有痰，白天夜晚均咳，鼻塞、鼻痒，流涕，无发热，夜间盗汗，胃纳可，大便每日1至2次，质地稍硬，时诉腹痛。舌淡红，苔厚腻。既往有变应性鼻炎病史。

查体：咽充血（＋），鼻腔黏膜色苍白。双肺呼吸音增粗，可闻及少许痰鸣音。

中医诊断：咳嗽。

西医诊断：支气管肺炎。

证候诊断：风痰犯肺。

治法：祛风散寒，化痰止咳。

方药：射干麻黄汤加减。

处方：甘草3g，辛夷4g，五指毛桃15g，蜜麻黄3g，射干6g，紫菀10g，款冬花10g，蒸陈皮5g，法半夏5g，茯苓15g，紫苏子5g，鹅管石10g，莱菔子10g。共5剂，每日1剂，水煎服。

二诊（2018年10月24日）：服上药后，患儿咳嗽症状较前减轻，夜间为主，白天偶有单咳，少痰，鼻塞，流清涕，盗汗，无发热，纳眠可，大便硬，小便正常。

查体：鼻腔黏膜色苍白，下鼻甲稍肿，双肺听诊无异常。

处方：蜜麻黄3g，紫菀10g，款冬花10g，甘草3g，辛夷4g，莱菔子10g，太子参15g，白术10g，茯苓15g，法半夏5g，蒸陈皮5g，防风4g，五指毛桃15g，麻黄根10g。共7剂，每日1剂，水煎服。

按语：该患儿有变应性鼻炎病史，素体肺脾不足，不慎外感风寒之邪，客于肺脏，肺脏不能输布津液，聚而成痰。痰阻气道，肺失宣降，肺气不利，则见咳嗽，拟方射干麻黄汤加减，以温肺、化痰饮。射干麻黄汤出自《金匮要略》，主治寒饮郁肺所致的咳喘证。方中蜜麻黄宣肺止咳平喘，射干清热利咽、下气化痰，款冬花、紫菀化痰止咳，蒸陈皮、法半夏、茯苓健脾理气、燥湿化痰，紫苏子、莱菔子降气化痰，鹅管石温化寒痰。患儿有鼻塞、鼻痒等症，故以辛夷宣通鼻窍，五指毛桃以健脾益肺。二诊咳嗽减轻，虚象明显，予六君子汤合玉屏风散健脾益气化痰，患儿汗多，李宜瑞教授喜蜜麻黄、麻黄根同用，既可宣肺又可收敛止汗。

医案3　风热犯肺

邓某，男，2岁，就诊于2012年11月6日。

主诉：咳嗽5日。

病史：患儿自5日前开始咳嗽，咳痰不爽，夜甚，鼻塞，流浊涕，咽痛，无发热，胃纳欠佳，二便尚调，夜寐欠安。舌红，苔薄黄，指纹淡紫达于风关。

查体：咽充血（＋），双侧扁桃体无肿大。双肺呼吸音稍粗，未闻及干、湿啰音。

中医诊断：咳嗽。

西医诊断：急性上呼吸道感染。

证候诊断：风热犯肺。

治法：疏风清热，止咳化痰。

方药：风热咳嗽方加减（《黎炳南儿科经验集》）。

处方：连翘8g，毛冬青15g，杏仁8g，桔梗8g，僵蚕5g，薄荷3g（后下），浙贝母8g，防风5g，岗梅根15g，神曲10g，辛夷花4g，甘草4g。共4剂，每日1剂，水煎服。

二诊（2012年11月9日）：服上药后，患儿咳嗽症状稍减轻，痰少，仍鼻塞，流浊涕，无咽痛，无发热，胃纳尚可，二便调，夜寐欠安。舌红，苔薄黄，指纹淡紫达于风关。

处方：上方去岗梅根、神曲，余药同前。共3剂，每日1剂，水煎服。

按语：该患儿外感风热之邪，风邪致病，首先犯肺，肺气不利则见咳嗽、鼻塞、流涕。风热之邪上攻咽喉则见咽痛。治当以疏风清热、止咳化痰为主，用岭南儿科名医黎炳南教授风热咳嗽方加减。连翘、毛冬青、薄荷清宣肺热，僵蚕、浙贝母、杏仁化痰止咳，桔梗、岗梅根清热利咽，辛夷花宣通鼻窍等。因患儿胃纳欠佳，故予神曲以健脾开胃。二诊无咽痛，胃纳尚可，则去岗梅根、神曲。

医案4　风热犯肺

陈某，男，10岁，就诊于2014年1月20日。

主诉：咳嗽1周。

病史：患儿1周前开始咳嗽，咳痰不爽，入睡前尤甚，鼻塞，流清涕，咽痒，无发热，胃纳正常，二便尚调，夜寐欠安。舌红，苔薄白。

查体：咽充血（+），咽后壁滤泡增生，双侧扁桃体无肿大。双肺呼吸音稍粗，未闻及干、湿啰音。

中医诊断：咳嗽。

西医诊断：急性上呼吸道感染。

证候诊断：风热犯肺。

治法：宣肺清热，止咳化痰。

方药：三拗汤加味。

处方：炙麻黄5g，杏仁10g，毛冬青20g，桔梗10g，薄荷6g（后下），僵蚕8g，款冬花10g，前胡10g，辛夷花8g（包煎），刺蒺藜10g，木蝴蝶5g，甘草6g。共3剂，每日1剂，水煎服。

二诊（2014年1月23日）：服上药后，患儿咳嗽症状明显减轻，痰可咳出，无鼻塞，少许流涕，汗出稍多，无咽痒，胃纳正常，二便调，夜寐安。舌淡红，苔薄白。

处方：五指毛桃15g，毛冬青15g，杏仁8g，桔梗10g，僵蚕6g，前胡8g，紫苏叶8g，款冬花8g，刺蒺藜8g，木蝴蝶5g，甘草5g。共3剂，每日1剂，水煎服。

按语：不论外感还是内伤所致咳嗽，其病机总为肺失宣肃、肺气上逆，治当以宣降肺气为主。本案患儿首诊予炙麻黄宣发肺气，二诊咳嗽症状好转，但汗出稍多，考虑到炙麻黄虽以宣肺止咳为主，但亦有发散之力，加之岭南地区多为炎热潮湿气候，人之腠理相对疏松，恐麻黄发散太过，耗伤正气，故换用紫苏叶以解表，并以五指毛桃扶正，防微杜渐。李宜瑞教授临证时善于根据地域、季节及个人体质不同而灵活遣方，用药精准。

医案5 风痰化热

朱某，男，1岁，就诊于2014年4月30日。

主诉：咳嗽3日，发热1日。

病史：患儿自3日前出现咳嗽，有痰，无气喘气促，无呕吐。1日前出现发热，热峰38℃，无鼻塞、流涕，无抽搐，纳眠一般，大便偏硬，小便正常。舌尖红，苔白厚，指纹紫滞达于风关。

查体：精神可，咽充血（+），双侧扁桃体无肿大。三凹征（-），双肺呼吸音粗，可闻及干啰音。

中医诊断：咳嗽。

西医诊断：急性支气管炎。

证候诊断：风痰化热。

治法：宣肺止咳，解肌退热。

方药：三拗汤合二陈汤加味。

处方：蜜麻黄2g，苦杏仁5g，甘草3g，法半夏5g，茯苓10g，陈皮3g，紫苏子3g，紫菀5g，青蒿8g（后下），神曲5g，毛冬青10g，柴胡6g。共2剂，每日1剂，水煎服。

二诊（2014年5月2日）：服上药后，患儿热退，咳嗽减少，晨起咳嗽明显，有痰，胃纳欠佳，二便调。舌淡红，苔白厚，指纹淡紫达于风关。

查体：咽无明显充血，双侧扁桃体无肿大，双肺呼吸音稍粗，未闻及干、湿啰音，心腹部查体未见异常。

处方：甘草5g，苦杏仁10g，毛冬青10g，蛤壳15g，神曲8g，陈皮3g，蜜麻黄3g，紫菀10g，法半夏6g，鹅管石10g，茯苓10g。共3剂，每日1剂，水煎服。

按语：小儿感冒易出现夹痰、夹滞等兼证，此与其生理特点有关。肺外合肌表皮毛，开窍于鼻，肺气固护于外，以防外邪侵袭，而小儿肺常不足，全而未壮，易为邪气痰浊所伤。肌肤娇嫩，藩篱疏薄，则邪气易从肌表而入，使娇脏受损。外邪犯肺，肺气失宣，可见咳嗽；肺通调水道功能失司，痰浊内生，故见有痰。初期兼有外感时应疏散外邪，宣肺止咳；后期宜健脾化痰以杜绝生痰之源。

医案6　风痰阻肺

周某，女，4岁，就诊于2013年11月22日。

主诉：反复感冒、咳嗽2年，再发2日。

病史：患儿自2年前开始出现反复呼吸道感染，每次都有咳嗽、流涕等症状，每月1至2次，2日前再次出现少许咳嗽，运动后增多，无痰，流涕，无鼻塞，胃纳可，偏食，睡眠欠佳，大便硬，每日1次。舌尖红，舌苔有剥脱。既往有变应性鼻炎及哮喘史。

查体：咽充血（＋），双侧扁桃体无肿大，鼻黏膜稍苍白，双肺呼吸音粗，未闻及干、湿啰音。

中医诊断：咳嗽。

西医诊断：支气管哮喘。

证候诊断：风痰阻肺。

治法：宣肺止咳化痰。

方药：自拟方。

处方：炙麻黄3g，紫菀8g，辛夷花5g，鹅管石12g，款冬花8g，鸡内金8g，刺蒺藜5g，麻黄根10g，五指毛桃10g，莱菔子10g，人参叶4g，黑大豆皮15g，甘草4g。共7剂，每日1剂，水煎服。

二诊（2013年11月29日）：服上药后，患儿咳嗽减少，多在晨起及运动后增多，打喷嚏，流涕，胃纳欠佳，睡眠欠安稳，无鼻塞，脾气暴躁，大便硬，每日1次。舌红，苔薄白。

处方：炙麻黄3g，辛夷花5g，款冬花8g，鸡内金8g，刺蒺藜5g，麻黄根10g，五指毛桃10g，莱菔子10g，人参叶4g，黑大豆皮15g，苦杏仁10g，桔梗10g，甘草4g。共7剂，每日1剂，水煎服。

三诊（2013年12月11日）：服上药后，患儿无咳嗽，时咽痒，胃纳欠佳，大便干，每日1次。舌红，苔薄白。

处方：甘草3g，薏苡仁12g，薄荷3g（后下），辛夷花4g，防风4g，神曲10g，板蓝根10g，桔梗10g，木蝴蝶5g。共7剂，每日1剂，水煎服。

按语：本案患儿为支气管哮喘，证候诊断为风痰阻肺，肺为娇脏，风邪侵袭犯肺，肺失宣降而见咳嗽，脾虚失运，水湿内停为痰，治以祛风化痰止咳。以刺蒺藜、黑大豆皮祛风，鹅管石化痰，紫菀、款冬花止咳，莱菔子下气、消滞。以炙麻黄宣发肺气，以麻黄根收敛止汗，两者同用，一发一收，可助肺恢复宣降之力。二诊时咳嗽症状减轻，继续用药。三诊时仅有咽痒，无咳嗽，故用板蓝根、木蝴蝶加强利咽之效，少用止咳化痰药。

医案7　风邪夹痰

丁某，男，9岁，就诊于2013年7月15日。

主诉：咳嗽3日。

病史：患儿3日前出现咳嗽，曾予复方川贝止咳露口服，咳嗽症状缓解不明显，日间为主，痰多，流涕，胃纳尚可，二便调。舌质红，苔白厚。既往有反复呼吸道感染病史。

查体：面色无华，咽部轻度充血，双侧扁桃体无肿大，鼻腔黏膜不红，双肺呼吸音清，未闻及干、湿啰音。

中医诊断：咳嗽。

西医诊断：急性上呼吸道感染。

证候诊断：风邪夹痰。

治法：疏风宣肺，化痰止咳。

方药：三拗汤合二陈汤加减。

处方：炙麻黄4g，苦杏仁10g，甘草5g，橘红5g，法半夏10g，前胡10g，蛤壳15g，桑白皮10g，辛夷花8g，防风6g，桔梗10g，紫菀10g。共3剂，每日1剂，水煎服。

二诊（2013年7月18日）：服上药后，患儿咳嗽减少，以晨起咳嗽为主，有痰，色白，少涕，呃逆，胃纳尚可，大便调。舌尖红，苔薄白。

查体：咽部不红，鼻甲黏膜苍白，双肺呼吸音清，未闻及干、湿啰音。

处方：上方去前胡、桑白皮，加茯苓10g、莱菔子10g、五指毛桃12g。共4剂，每日1剂，水煎服。

按语：本案患儿有反复呼吸道感染病史，素体肺脾虚弱，新感外邪，以祛邪为急，故治以疏风宣肺，清解外邪。脾虚不运，痰储于肺，影响肺气宣发，故以化痰为主，寒温并用。经治，咳嗽减，痰仍多，以三拗汤合二陈汤加减，肺脾同治，莱菔子降气以调理气机，五指毛桃扶正。

医案8　气虚夹痰

曹某，男，5岁，就诊于2012年11月21日。

主诉：反复咳嗽5周。

病史：患儿5周前发热、咳嗽，予复方川贝止咳露、咽扁颗粒等清热类中成药及阿奇霉素口服，经过治疗咳嗽减少，夜间为主，少痰，声音嘶哑，鼻塞，汗多，胃纳尚可，大便调，夜寐安。舌红，苔白厚。既往有变应性鼻炎病史。

查体：唇红，咽部红，双下鼻甲肿胀、苍白，双肺呼吸音清，未闻及干、湿啰音。

辅助检查：肺炎支原体抗体检测阳性。

中医诊断：咳嗽。

西医诊断：肺炎支原体感染。

证候诊断：气虚夹痰。

治法：益气化痰，宣肺祛风。

方药：自拟方。

处方：防风3g，桔梗10g，辛夷花6g，甘草4g，苍耳子4g，人参叶4g，蛤壳12g，黑大豆皮5g，太子参15g，五指毛桃15g，麻黄根10g。共4剂，每日1剂，水煎服。

二诊（2012年11月25日）：服上药后，家属诉患儿咳嗽症状消失，进食煎炸食物后出现口臭，家属自予患儿鱼腥草口服液口服，现夜间咳嗽，无痰，鼻痒，流涕，无发热，胃纳减少，二便调。舌红，苔微黄。

查体：咽部不红，双侧扁桃体无肿大，咽后壁可见滤泡增生，鼻腔黏膜不红，心肺听诊无异常。

处方：辛夷花5g，苍耳子4g，甘草4g，薏苡仁15g，毛冬青12g，连翘10g，桔梗10g，蜜麻黄3g，苦杏仁8g，前胡10g，神曲10g，鸡内金10g。共3剂，每日1剂，水煎服。

按语：该患儿感染肺炎支原体后，邪气渐盛，正气渐虚，故治疗当以扶正祛邪。患儿久咳，病后失调，汗出较多，故予麻黄根宣肺敛汗。太子参、五指毛桃扶正，防风、黑大豆皮祛风，因声音嘶哑而予人参叶养阴利咽。治疗后因饮食不慎出现食积化热，再次招致外感，又见咳嗽等症。故于宣肺止咳的同时予鸡内金、神曲消食导滞，连翘清化积热。

医案9　风热犯肺

林某，男，2岁，就诊于2013年7月15日。

主诉：反复咳嗽2个月余。

病史：患儿2个多月前因扁桃体炎就诊，经过治疗后热退，出现咳嗽，曾予头孢类药物、阿奇霉素口服，咳嗽症状反复，有痰难咳，鼻塞，流黄浊鼻涕，胃纳一般，大便成形，小便调，夜寐安。舌红，苔黄厚，指纹紫滞达于风关。

查体：面色青白，咽充血（+），双侧扁桃体Ⅰ度肿大，双侧下鼻甲不肿，鼻腔黏膜较红。双肺呼吸音清，未闻及干、湿啰音。

辅助检查：外院肺炎支原体抗体检测阴性；胸片未见异常。

中医诊断：咳嗽。

西医诊断：急性上呼吸道感染。

证候诊断：风热犯肺。

治法：疏风宣肺，清热化痰，兼以扶正。

方药：麻杏苡甘汤加味。

处方：炙麻黄3g，苦杏仁8g，甘草3g，蛤壳10g，薏苡仁12g，鱼腥草10g，桔梗8g，浙贝母6g，防风3g，神曲10g，辛夷花4g，五指毛桃10g。共4剂，每日1剂，水煎服。

二诊（2013年7月20日）：服上药后，患儿咳嗽明显减少，有痰，流浊涕，较前减少，胃纳尚可，大便干，小便调。舌淡红，苔白、稍厚，指纹淡紫达于风关。

查体：咽部稍红，鼻甲黏膜不红。心肺听诊无异常。

处方：去防风，加紫菀8g。共5剂，每日1剂，水煎服。

电话随访，病愈。

按语：该患儿为男性幼儿，反复咳嗽2个月余，面色青白，同时兼有热象，为正虚邪恋之证，故祛邪之时不忘扶正，以五指毛桃扶助正气。二诊时咳嗽流涕减少，热势减弱，以痰多为主，去防风，加紫菀以加强化痰止咳之力。经服5剂而愈。

医案10　寒热错杂

梁某，男，3岁11个月，就诊于2013年3月24日。

主诉：咳嗽2日，加重半日。

病史：患儿2日前有少许咳嗽，予小儿宣肺止咳颗粒口服，昨夜咳嗽症状加重，咳频，少痰，无咽痛，鼻塞，无流涕，无发热，无呕吐，胃纳欠佳，二便调，夜寐不安。舌淡红，苔白厚。既往有喘息病史2次。否认有食物及药物过敏史。

查体：面色青白，咽红，鼻腔黏膜苍白，心音有力，双肺呼吸音增粗，可闻及散在喘鸣音。

中医诊断：咳嗽。

西医诊断：急性支气管炎。

证候诊断：寒热错杂。

治法：疏风散寒，清热化痰。

方药：射干麻黄汤加减。

处方：炙麻黄4g，射干10g，细辛1g，五味子5g，紫菀10g，款冬花10g，法半夏6g，蛤壳12g，毛冬青12g，僵蚕8g，茯苓15g，甘草4g。共3剂，每日1剂，水煎服。

二诊（2013年3月28日）：服上药后，患儿仍有少许咳嗽，痰多、质黏，无鼻塞、流涕，无呕吐，胃纳欠佳，二便调。舌红，苔白厚。

查体：咽稍红，心肺听诊无异常。

处方：炙麻黄3g，苦杏仁10g，甘草4g，桑白皮10g，浙贝母12g，蛤壳15g，紫苏子5g，莱菔子10g，橘红3g，法半夏8g，厚朴5g，茯苓12g。共3剂，每日1剂，水煎服。

按语：患儿肺气虚弱，素体痰伏于内，现不慎感受风寒之邪，且小儿易寒易热，寒邪与湿浊相合，易有化热之象。故以射干麻黄汤加减，予蛤壳、毛冬青清热活血化痰以防热化。服药后咳嗽减少，痰多、质黏，热象较前明显，故二诊时加强清热化痰之力。

四

肺 炎 喘 嗽

医案1　风寒闭肺，夹痰夹滞

骆某，男，1岁，就诊于2018年9月21日。

主诉： 反复咳嗽1周。

病史： 患儿1周以来反复咳嗽，有痰难咳，鼻塞，流清涕，解烂便2日，用无乳糖奶粉喂养后症状好转，每日1至2次，无发热，平素汗不多，胃纳可，生病后睡眠时间较前增多，小便可。舌淡，苔白、稍腻，指纹淡红达于风关。

查体： 双肺呼吸音增粗，可闻及固定的细湿啰音。腹部查体无明显异常，肛周红。

辅助检查： 2018年9月18日胸片提示为支气管肺炎。

中医诊断： 肺炎喘嗽。

西医诊断： 支气管肺炎。

证候诊断： 风寒闭肺，夹痰夹滞。

治法： 宣肺化痰，消食导滞。

方药： 二陈汤合平胃散加减。

处方： 蒸陈皮3g，法半夏3g，茯苓10g，姜厚朴4g，紫菀6g，焦山楂5g，茵陈8g，神曲10g，紫苏叶6g，毛冬青10g，五指毛桃10g，甘草3g。共3剂，每日1剂，水煎服。

二诊（2018年9月24日）： 服上药后，患儿现无明显咳嗽，咳痰较前减少，无发热，无鼻塞、流涕，胃纳佳，眠欠安，夜闻啼哭，3日前更换奶粉后腹泻2次，后改用低敏奶粉，腹泻停止，现大小便正常。舌淡，苔薄白、质腻，指纹淡红达于风关。

查体：咽充血（-），双肺呼吸音稍粗，未闻及干、湿啰音。

处方：陈皮3g，法半夏4g，茯苓10g，紫菀6g，白术6g，五指毛桃10g，太子参10g，款冬花8g，鸡内金5g，甘草2.5g。共5剂，每日1剂，水煎服。

按语：该患儿反复咳嗽1周未愈，来诊时仍见鼻塞，流清涕，外感风寒之邪仍在，同时伴有咳嗽、痰多，大便次数增多，舌淡，苔白、稍腻，证候诊断为风寒闭肺，夹痰夹滞，以宣肺化痰，消食导滞为法，故予二陈汤合平胃散加减，燥湿化痰，健脾消食，加焦山楂、神曲消食导滞，并予紫苏叶宣肺解表，行气宽中。初诊后，患儿症状明显缓解，以脾虚为主要临床表现，苔腻为湿浊食滞未化之征象，故以健脾益气为主，兼燥湿化痰消滞。二诊时以六君子汤合五指毛桃健脾益气，培土生金，同时亦不忘祛邪。

医案2 ▷ 风痰闭肺

莫某，男，2岁，就诊于2018年8月17日。

主诉：发热、咳嗽4日。

病史：患儿4日前开始发热、咳嗽，热峰39.7℃，自行予布洛芬口服，汗出后热退，但易反复。曾口服一次头孢类抗生素，因出现腹泻遂停用。现仍有低热，阵咳，夜间稍多，凌晨2至3点时尤甚，痰声重浊，咳甚气急，伴鼻塞、流清涕、纳眠差、盗汗，稍打鼾，小便可，大便2日未解。舌淡红，苔白，指纹紫滞达于风关。

　　查体：咽后壁可见黏稠分泌物。双肺呼吸音粗，可闻及湿啰音，呼气相稍延长。

　　中医诊断：肺炎喘嗽。

　　西医诊断：支气管肺炎。

　　证候诊断：风痰闭肺。

　　治法：宣肺止咳，燥湿化痰。

　　方药：三拗汤合二陈汤加味。

　　处方：蜜麻黄3g，苦杏仁5g，甘草3g，蒸陈皮3g，法半夏4g，茯苓12g，紫苏子4g，青蒿8g（后下），北柴胡8g，毛冬青12g，桑白皮5g，薏苡仁10g。共3剂，每日1剂，水煎服。

　　电话随访，病愈。

　　按语：患儿以咳嗽为主证，痰声重浊，以夜间为主，伴鼻塞、流涕、低热，诊断为肺炎喘嗽，证候为风痰闭肺，肺通调水道功能失司，聚而成痰，故咳嗽，痰声重浊，予三拗汤合二陈汤以宣肺止咳，燥湿化痰。予桑白皮、紫苏子降气化痰；毛冬青清肺而通肺络，兼能止咳化痰，并有活血之功，早期运用有防止邪气闭肺作用，实有防微杜渐之妙。有低热时，予青蒿、北柴胡清解余热。

医案3　痰热闭肺

赖某，男，3岁，就诊于2018年7月11日。

主诉：咳嗽3日，发热1日。

病史：患儿3日前开始咳嗽，呈阵发性连声咳，以白天为主，痰多，昨日开始出现发热，热峰39℃，伴流清涕，无鼻塞，纳眠尚可，大便每日一次，先干后软，小便偏黄。舌红，苔白厚，指纹紫滞达于风关。

查体：双肺呼吸音粗，右下肺可闻及细湿啰音及哮鸣音。

中医诊断：肺炎喘嗽。

西医诊断：支气管肺炎。

证候诊断：痰热闭肺。

治法：宣肺开闭，清热化痰。

方药：五虎汤合葶苈大枣泻肺汤加减。

处方：蜜麻黄3g，苦杏仁8g，甘草3g，葶苈子3g，生石膏15g（先煎），桑白皮4g，辛夷花3g，青蒿10g（后下），蛤壳10g（先煎），毛冬青12g，连翘8g，神曲6g。共3剂，每日1剂，水煎服。

二诊（2018年7月14日）：服上方后，患儿现仍反复发热，热峰39.2℃，发热间隔约5至6个小时，咳嗽，日重夜轻，痰声重，稍鼻塞，无流涕，胃纳欠佳，食量减，眠可，大便成形，每日2次，量不多，味不甚，小便色偏黄。舌尖红，苔黄、厚腻，指纹紫滞达于风关。

处方：蜜麻黄3g，苦杏仁8g，甘草3g，葶苈子5g，生石膏15g（先煎），毛冬青12g，桑白皮4g，蛤壳10g（先煎），辛夷3g，青蒿10g（后下），蒲公英10g，淡豆豉5g。共3剂，每日1剂，水煎服。

电话随访，服药1剂后，热退，咳嗽症状减轻，病情好转。

> **按语：**五虎汤出自《医宗金鉴》，由《伤寒论》中的麻杏石甘汤演变而成，具有缓急平喘、宣肺涤痰的功效，常用于肺炎喘嗽痰热闭肺证。该患儿高热反复，阵发性连声咳，痰多，小便黄，舌红、苔白厚，指纹紫滞达于风关，一派痰热闭肺之象，故予五虎汤合葶苈大枣泻肺汤加减，并据证先后加青蒿、蛤壳、毛冬青等清热解毒化痰之品，经治疗，热退，咳嗽症状减轻，病情缓解。

医案4 肺脾气虚

梁某，女，5岁1个月，就诊于2018年9月21日。

主诉：反复咳嗽1个月余。

病史：患儿1个月前开始出现咳嗽，有痰难咳，晨起咳甚，伴鼻塞、流涕。期间有发热，因肺炎住院治疗，治疗后咳嗽好转，现无发热，仍咳嗽，平素汗多，夜汗明显，胃纳一般，寐不安，喜翻身，大便每日2至3次，干燥如羊屎，小便黄。舌淡，苔白腻。

查体：咽无充血，双肺呼吸音粗，可闻及散在痰鸣音。

中医诊断：肺炎喘嗽。

西医诊断：支气管肺炎。

证候诊断：肺脾气虚。

治法：补肺益脾，固表敛汗。

方药：四君子汤合玉屏风散加味。

处方：黄芪15g，白术10g，防风4g，太子参15g，茯苓15g，糯稻根10g，浮小麦15g，麻黄根10g，北柴胡8g，五味子5g，炒莱菔子10g，炒酸枣仁10g，炙甘草4g。共7剂，每日1剂，水煎服。

按语：本案患儿患肺炎后正气不足，余邪留恋，致病情缠绵难愈，反复咳嗽，痰多，鼻塞、流涕，汗多，表现为肺脾气虚之证，故予四君子汤合玉屏风散加味以补肺益脾，固表敛汗，正所谓"治病求本"是也。

医案5 痰热闭肺

朱某，男，3岁11个月，就诊于2013年3月12日。

主诉：发热3日，咳嗽、气促2日，加重1日。

病史：患儿3日前受凉后出现发热，热峰39.8℃，伴咽痛、鼻塞、流涕，2日前出现少许咳嗽，无痰，伴气促，曾先后来我院门诊就诊，予泰诺、阿奇霉素、清热消炎宁、中药汤药口服，静滴青霉素等治疗后，患儿热退，无咽痛。今日因患儿咳嗽、气促较前加重来诊。现症见精神疲倦，仍有阵发性咳嗽，有痰，时有烦躁不安，发热，气促，口唇微绀，纳眠差，小便量可，大便未解。舌红，苔厚腻、微黄。

查体：体温38.5℃，心率152次/min，呼吸46次/min，血压92/58mmHg。神清，精神疲倦，时有烦躁不安，三凹征（＋），呼吸急促，呼吸46次/min，双肺呼吸音粗，可闻及较多中细湿啰音及少许喘鸣音。

辅助检查：胸片示双肺纹理增多、增粗，可见斑片状渗出阴影。

中医诊断：肺炎喘嗽。

西医诊断：支气管肺炎。

证候诊断：痰热闭肺。

治法：宣肺开闭，清热化痰。

方药：五虎汤合葶苈大枣泻肺汤加减。

处方：炙麻黄5g，生石膏30g（先煎），苦杏仁8g，甘草4g，细辛2g，桑白皮10g，葶苈子7g，大枣8g，瓜蒌皮10g，地骨皮10g，前胡8g，射干8g，毛冬青15g，法半夏8g。共3剂，每日1剂，水煎服。

二诊（2013年3月15日）：服上药后，患儿咳嗽症状较前明显减轻，偶咳，有痰，无发热，无气促，纳眠可，大便正常。舌稍红，苔白厚。

查体：双侧扁桃体Ⅰ度肿大，三凹征（－），双肺呼吸音粗，未闻及干、湿啰音。

处方：炙麻黄3g，苦杏仁8g，甘草3g，橘红4g，法半夏8g，茯苓10g，前胡10g，僵蚕6g，毛冬青12g，桑白皮10g，紫菀10g，枳壳6g。共4剂，每日1剂，水煎服。

按语：本案患儿为肺炎喘嗽，病机关键在于肺气郁闭，故开启郁闭之肺气为治疗之关键。方中以炙麻黄宣肺开闭，取"火郁而发之"之意。细辛助炙麻黄开闭，桑白皮合地骨皮出自钱乙之泻白散，其清泻肺热之效佳，同时辅以降气定喘之药。

医案6 痰热闭肺

江某，男，1岁2个月，就诊于2013年7月4日。

主诉：发热、咳嗽、气喘3日。

病史：患儿自3日前起发热，热峰39.2℃，咳嗽，痰多，气喘气促，流涕，鼻塞，胃纳欠佳，二便尚调，夜寐欠安。舌红，苔薄、黄腻，指纹淡紫达于风关。

查体：神清，精神尚好，面红，呼吸45次/min，咽充血（+），双侧扁桃体无肿大。三凹征（+），双肺呼吸音粗，可闻及喘鸣音及湿啰音。腹稍胀，按之软，全腹未扪及包块，肠鸣音稍活跃。无唇甲紫绀。

辅助检查：胸片示符合支气管肺炎征象。

中医诊断：肺炎喘嗽。

西医诊断：支气管肺炎。

证候诊断：痰热闭肺。

治法：清热涤痰，开肺定喘。

方药：麻杏石甘汤合葶苈大枣泻肺汤加减。

处方：炙麻黄4g，杏仁8g，黄芩6g，僵蚕5g，生石膏15g

（先煎），葶苈子6g，浙贝母7g，紫苏子7g，七叶一枝花8g，款冬花7g，神曲10g，炙甘草5g。共4剂，每日1剂，水煎服。

> **按语**：本案肺炎喘嗽患儿出现痰热闭肺之象时，治当清热涤痰，开肺定喘，以麻杏石甘汤（或五虎汤）合葶苈大枣泻肺汤加减。方中炙麻黄、杏仁、款冬花宣肺止咳，生石膏、七叶一枝花清肺泻热，葶苈子、紫苏子、浙贝母泻肺涤痰，神曲消食开胃，炙甘草调和诸药。

医案7　痰浊阻肺

石某，女，1岁3个月，就诊于2012年10月31日。

主诉：咳嗽伴气喘3日。

病史：患儿自3日前在无明显诱因的情况下出现咳嗽、流涕，曾低热1日，现热退，咳嗽频，痰多，色白喉中痰鸣，气喘，汗多，睡眠欠佳，胃纳可，二便调。舌淡，舌尖红，苔白，指纹色紫达于风关。

查体：咽充血（+），双侧扁桃体无肿大，呼吸40次/min，三凹征（+），双肺呼吸音粗，可闻及哮鸣音及痰鸣音，心率120次/min，律整，未闻及杂音，心音有力。

辅助检查：胸片示双肺纹理增多、增粗，可见斑片状渗出阴影。

中医诊断：肺炎喘嗽。

西医诊断：支气管肺炎。

证候诊断：痰浊阻肺。

治法：泻肺涤痰，开肺定喘。

方药：自拟方。

处方：炙麻黄2g，紫苏子3g，莱菔子6g，鹅管石10g，款冬花7g，百部6g，紫菀6g，法半夏4g，鸡内金5g，麻黄根6g，五指毛桃12g，甘草3g。共3剂，每日1剂，水煎服。

二诊（2012年11月3日）：服上药后，患儿已无气喘，咳嗽减少，痰多，流涕，汗不多，睡眠可，胃纳可，二便调。舌淡红，苔白，指纹淡紫隐隐达于风关。

处方：炙麻黄2.5g，紫苏子4g，白前6g，鹅管石10g，款冬花6g，紫菀6g，甘草3g，茯苓10g，法半夏4g，厚朴3g，五指毛桃12g。共5剂，每日1剂，水煎服。

按语：本案患儿为肺炎喘嗽，小儿脾常不足，脾不能运化水湿，则肺失宣降。炙麻黄宣发肺气平喘，紫苏子、莱菔子均可降肺气，一升二降；鹅管石、款冬花、百部、紫菀、法半夏合用以化痰止咳；麻黄根以收敛止汗，与炙麻黄同用，一发一收，可助肺恢复宣降之力。故用上药后，二诊时气喘止，咳嗽症状减轻，余痰多，方以五指毛桃、茯苓、厚朴取二陈汤加减以加强健脾化痰之力，使"生痰之源"得以消除，痰减少，病得愈。

五

哮　喘

医案1　寒热错杂

蔡某，女，5岁8个月，就诊于2018年11月14日。

主诉：咳嗽伴喘息4日。

病史：患儿4日前受凉后喘息发作，夜间较甚，晨起咳嗽，痰多，喉间有痰鸣声，痰色白、质稠，偶有搐鼻，无发热、恶寒及鼻塞、流涕等不适，平素汗多、胃纳差，眠可，大便偏硬，每日1次，小便调。舌淡红，苔厚，舌中部苔稍黄。对鱼、虾、蟹、尘螨过敏。既往逢外感或季节变化，多有喘息发作。

查体：咽红，双肺呼吸音粗，可闻及少许喘鸣音。

中医诊断：哮喘。

西医诊断：哮喘急性发作期。

证候诊断：寒热错杂。

治法：宣肺降气，化痰定喘。

方药：射干麻黄汤合三子养亲汤加减。

处方：蜜麻黄3g，射干10g，紫菀10g，款冬花10g，桑白皮5g，紫苏子6g，莱菔子10g，毛冬青10g，鹅管石10g，辛夷4g，白芍10g，甘草3g。共3剂，每日1剂，水煎服。

二诊（2018年11月21日）：服上药后，患儿喘息症状明显好转，出汗较前减少，现仍咳嗽，有痰，色黄、质稠，喉间有痰鸣声，咽痛，无发热、鼻塞、流涕。胃纳差，眠可，大便3日未解，小便调。舌红，苔黄厚。

查体：咽红，双肺呼吸音稍粗，未闻及干、湿啰音。

处方：蜜麻黄3g，苦杏仁10g，甘草4g，桑白皮5g，桔梗8g，毛冬青10g，浙贝母10g，蛤壳12g（先煎），芒果核10g，莱菔子10g，神曲8g。共4剂，每日1剂，水煎服。

三诊（2018年11月28日）：服上药后，患儿咳嗽、喘息症状好转，痰少，咽痛，晨起流清涕，打喷嚏明显，偶有头痛，以前额为主，胃纳差，偏食，眠可，大便偏硬，每日1次，小便调。舌红，苔薄白。

查体：咽红，咽后壁淋巴滤泡增生，双肺呼吸音稍粗，未闻及干、湿啰音。

处方：蜜麻黄3g，苦杏仁10g，甘草4g，射干7g，桑白皮5g，浙贝母10g，紫苏子5g，辛夷花5g，白芷5g，毛冬青10g，桃仁6g。共4剂，每日1剂，水煎服。

四诊（2018年12月5日）：服上药后，患儿无明显喘息、咳嗽、咳痰症状，偶有流清涕、打喷嚏，进食时咽痛明显，胃纳一般，偏食，眠可，大便偏硬，每日1次，小便调。舌红，苔少。

查体：咽红不明显，咽后壁淋巴滤泡增生。双肺呼吸音清。

处方：蜜麻黄3g，苦杏仁10g，甘草4g，麻黄根10g，浙贝母10g，紫苏子5g，辛夷5g，白芷5g，毛冬青12g，燀桃仁6g，桔梗8g，乌梅8g。共4剂，每日1剂，水煎服。

按语： 本案哮喘患儿初诊表现为咳、痰、喘，证候诊断为寒热错杂，首诊予射干麻黄汤合三子养亲汤加减，以宣肺化痰，寒温并用。南方地区呼吸道疾病常用毛冬青而非黄芩之属，因其不仅清肺解毒而且能够活血。肺朝百脉，哮喘发病，肺气不宣，气病必及血，严重者可出现口唇发绀、舌质紫暗等血瘀之象。岭南儿科名家黎炳南教授以气血同调、寒热并用、攻补兼施、收敛并行之法治疗儿童哮喘。李宜瑞教授承袭此观点，重视在哮喘初期即用活血通络之品。患儿受寒后喘，痰多、色白，为寒痰阻肺，"病痰饮者当以温药和之"，故初诊予紫菀、款冬花等辛温化痰对药。哮喘为病，反复发作，久病及肾，临床多为肾虚肺实，李宜瑞教授善用鹅管石温阳化痰，符合南方沿海地区哮喘患儿多寒证和寒热错杂证的临床实际。

经治疗后，二诊时患儿痰热之象仍明显，腑气不通，"肺与大肠相表里"，遂去鹅管石、紫菀、款冬花等温化之品，加浙贝母、蛤壳清热化痰，神曲合莱菔子、苦杏仁化痰消食、润肠理气。

三诊时患儿痰热、喘息、便秘症状明显改善，处于哮喘缓解期，出现外感症状，如前额头痛、喷嚏，在治疗原则不变的前提下，着予辛夷花、白芷疏风通窍止痛，另加桃仁润燥滑肠、活血，《名医别录》曰："止咳逆上气，消心下坚。"

四诊时除表症外，其余症状均缓解，胃纳一般，咽不红，苔少，"肺常不足"为小儿的生理特点，病后肺气虚损，更易感受风邪，李宜瑞教授治疗哮喘缓解期患儿时喜用乌梅、麻黄根之属敛肺，以使邪尽散而不伤正。《本草求真》言乌梅"酸涩而温，……入肺则收"，适量乌梅既可养阴生津，又可中和其他辛温开窍药的温燥之性，与桔梗等宣肺之品同用，一敛一散，调节肺气。蜜麻黄与麻黄根同用，亦可散中有敛，散邪固本。本例哮喘患儿的治法为宣降肺气、化痰通腑、疏风散寒、敛肺防复，一气呵成。

医案2 痰湿内蕴，肺脾气虚

邱某，女，4岁6个月，就诊于2018年6月27日。

主诉：咳嗽伴气喘3日。

病史：患儿3日前受凉后出现咳嗽，痰多，夜间为主，伴气喘，无发热、恶寒、鼻塞、流涕，运动后咳甚，汗多，胃纳欠佳，眠差，难入睡，夜间哭闹、翻来覆去，说梦话，大便质软，先干后烂，每日1次，小便多。舌淡红，苔白厚。既往有喘息病史。否认对食物、药物过敏。

查体：咽不红，鼻黏膜色淡，鼻甲稍肿，双肺可闻及痰鸣音、哮鸣音。

中医诊断：哮喘。

西医诊断：急性喘息性支气管炎。

证候诊断：痰湿内蕴，肺脾气虚。

治法：宣肺止咳，燥湿化痰，补肺健脾。

方药：自拟方。

处方：法半夏4g，蒸陈皮5g，茯苓15g，甘草3g，蜜麻黄3g，紫苏子6g，紫菀8g，款冬花10g，鹅管石12g，辛夷4g，五指毛桃15g，神曲6g。共3剂，每日1剂，水煎服。

二诊（2018年6月29日）：服上药后，患儿咳嗽、喘息症状明显好转，现晨起仍咳嗽，痰减少，汗多，无发热、鼻塞、流涕等不适，饮水多，胃纳较前改善，口气不大，眠一般，仍有夜啼，大便质软、成形，每日1次，小便正常。舌淡红，苔黄、稍腻。

查体：咽不红，双肺可闻及少许痰鸣音、喘鸣音。

处方：蒸陈皮5g，茯苓15g，甘草3g，蜜麻黄3g，紫菀8g，款冬花10g，鹅管石12g，辛夷4g，五指毛桃15g，莱菔子10g，神曲6g，五味子4g。共5剂，每日1剂，水煎服。

三诊（2018年7月6日）：服上药后，患儿晨起偶咳两三声，无痰，偶鼻塞，流清涕，平素汗多，以头部、背部为主，胃纳可，眠欠安，仍夜啼，二便正常。舌淡红，舌尖稍红，苔薄白。

查体：鼻黏膜色淡，咽红，咽后壁滤泡增生，双肺未闻及干、湿啰音。

处方：蒸陈皮5g，茯苓15g，甘草3g，蜜麻黄3g，紫菀8g，款冬花10g，鹅管石12g，辛夷4g，五指毛桃15g，神曲6g，五味子4g，连翘6g，钩藤5g（后下）。共7剂，每日1剂，水煎服。

按语：本案患儿首诊既有气喘、痰多等邪实表现，又有胃纳差、眠不安、汗多、便烂、小便频等正虚表现。邪实为肺家实，肺气郁闭、痰湿内蕴，正虚为气血不足，肺、脾、肾虚。治以健脾益气，燥湿化痰为法。方中以蜜麻黄、紫苏子、紫菀、款冬花宣肺止咳、辛温化痰；五指毛桃作为岭南道地药材，健脾补肺祛湿，补气但无燥烈伤阴之弊。哮喘反复发作，久病及肾，动则气喘，该患儿运动后咳甚，尿频，有肾阳虚表现。方中鹅管石味甘性温，归肺、胃、肾经，多用于肺肾不足之咳喘痰多。另辛夷疏风散邪，神曲解表和中。

经治疗，二诊时咳、喘、痰诸症明显好转，胃纳、睡眠、大便等均改善，邪去大半，仍有汗多、气虚等表现，加用五味子顾护正气，敛肺、资肾、生津、收汗，安养心、肺、肾三脏。

三诊时，患儿出现鼻塞、流涕等表症，且舌尖稍红，咽红，遂加用连翘、钩藤等疏风清热之品。

哮喘发病，内因为肺、脾、肾不足，正虚痰伏，外因主要为外感六淫、接触异物、饮食不慎、劳倦所伤、情志失调等。内痰外邪胶着，易犯虚虚实实，病机复杂。痰既为病因，又为病理产物，是哮喘之夙根，治喘必须治痰。广州地处岭南，为典型的亚热带季风气候，空气湿度相对较大，另因气候湿热，靠近海域，居民多有饮凉茶、食海鲜等阴寒之品的习惯，脾喜燥恶湿，寒湿困脾，运化失司，内生痰湿。"大抵脾不足，则不能

生肺家气"，再加上岭南气候炎热，热盛汗泄，多伤气
阴，故岭南患儿多为肺脾气虚体质。"脾为生痰之源，肺
为储痰之器"，因此，在治疗哮喘中的痰症时，李宜瑞教
授尤其重视调理肺脾，外清有形之痰，内杜生痰之源。

医案3　风痰阻肺

方某，男，1岁8个月，就诊于2018年12月26日。

主诉：咳嗽伴气喘1日。

病史：患儿昨日外出受凉后出现咳嗽，喉中有痰，伴气喘，夜间尤甚，鼻塞，流黄涕，无恶寒发热，胃纳一般，眠可，二便调。舌淡，苔白，舌中部苔稍厚，咽略红。患儿对牛奶蛋白过敏。

查体：双肺可闻及哮鸣音。

中医诊断：哮喘。

西医诊断：急性喘息性支气管炎。

证候诊断：风痰阻肺。

治法：疏风宣肺，化痰平喘。

方药：苏葶丸合半夏厚朴汤加减。

处方：蜜麻黄3g，紫菀8g，鹅管石10g，款冬花10g，甘草3g，毛冬青10g，法半夏4g，茯苓10g，姜厚朴4g，紫苏子5g，葶苈子3g，炒莱菔子8g，辛夷3g（包煎）。共2剂，每日1剂，水煎服。

二诊（2018年12月28日）：服上药后，患儿咳喘症状

较前好转，现仍偶有咳嗽，痰少，伴喘息，打喷嚏，鼻塞，流黄稠脓涕，无恶寒发热，胃纳一般，眠可，二便正常。舌淡，苔白。

查体：咽后壁可见黄稠分泌物，双肺呼吸音清。

处方：蜜麻黄3g，紫苏子4g，紫菀8g，款冬花10g，甘草3g，毛冬青10g，茯苓10g，莱菔子8g，辛夷3g（包煎），薏苡仁10g，桔梗6g，麸炒枳壳4g。共4剂，每日1剂，水煎服。

三诊（2018年1月2日）：服上药后，患儿咳喘症状大减，鼻塞稍减，现仍有喷嚏，流涕，时黄时清，量少，纳眠可，昨日解4次糊状大便。舌淡，苔白。

查体：咽后壁可见少许分泌物，双肺呼吸音清。

处方：蜜麻黄3g，紫苏子4g，紫菀8g，鹅管石10g，款冬花10g，甘草3g，毛冬青10g，莱菔子8g，辛夷3g（包煎），薏苡仁10g，五指毛桃12g，净山楂5g。共7剂，每日1剂，水煎服。

四诊（2018年1月9日）：服上药后，患儿偶有咳嗽，以晨咳为主，伴喷嚏，流白涕，量少，无喘息，纳眠可，大便每日1至2次，质软，成形，小便正常。舌淡，苔白厚。

查体：咽不红，双肺呼吸音清，未闻及明显干、湿啰音。

处方：太子参12g，白术6g，五味子4g，防风4g，山药15g，五指毛桃12g，净山楂5g，蜜麻黄3g，紫苏子4g，甘草3g，辛夷3g（包煎），鹅管石10g。共7剂，每日1剂，水煎服。

按语：哮喘发作的外因为外感六淫或接触异物，其中外感六淫最为常见，而风为六淫之首。本案患儿外受风邪，内有痰湿，风痰胶着，证候诊断为风痰阻肺，肺气不宣，痰湿内蕴。治以疏风宣肺，化痰平喘。首诊予苏葶丸合半夏厚朴汤加减，方中寒温并用，法半夏、茯苓健脾燥湿化痰，紫菀、款冬花辛温止咳化痰，炒莱菔子理气祛痰，鹅管石温肺化痰，蜜麻黄宣肺止咳平喘，辛夷疏风通窍，紫苏子、葶苈子泻肺祛痰平喘，毛冬青清热活血。"脾为生痰之源，肺为储痰之器"，经多维度化痰平喘治疗后，二诊时患儿痰喘好转，但仍打喷嚏，流黄稠脓涕，鼻窍局部有化热之象，遂减温药鹅管石，加桔梗开宣肺气、祛痰排脓，薏苡仁清热利湿排脓。三、四诊时治疗已近半月，患儿咳喘症状大为改善，但仍有鼻窍不通，时有喷嚏、流涕，邪郁鼻窍之证。"邪之所凑，其气必虚""肺开窍于鼻""中央土以灌四傍，……其不及，则九窍不通"，考虑局部邪恋是因为肺脾气虚，正虚难以祛邪，故予人参五味子汤合玉屏风散加减，健脾益气，扶正以助祛邪。

医案4 　肺脾气虚，痰湿壅阻

林某，男，5岁，就诊于2019年6月21日。

主诉：咳嗽伴气喘1周。

病史：患儿1周前出现咳嗽、气喘，经服药、雾化等治疗后，现仍偶有咳嗽，有痰但不多，鼻塞，流黄涕，胃纳可，眠欠安，二便调。舌淡红，苔薄黄。既往有变应性鼻炎病史，对鸡蛋、鱼虾过敏。有多次喘息病史。父亲有变应性鼻炎。

查体：面色无华，唇淡，咽稍红，咽后壁见黄涕，鼻黏膜淡红，鼻腔内有少许黄涕，双肺呼吸音稍粗，未闻及干、湿啰音。

中医诊断：哮喘。

西医诊断：哮喘；变应性鼻炎。

证候诊断：肺脾气虚，痰湿壅阻。

治法：健脾补肺，宣肺化痰。

方药：三拗汤加味。

处方：蜜麻黄3g，苦杏仁8g，甘草5g，桔梗8g，毛冬青10g，辛夷4g（包煎），莱菔子10g，薏苡仁12g，茯苓15g，五指毛桃15g，明党参10g。共4剂，每日1剂，水煎服。

二诊（2019年7月19日）：服上药后，患儿现晨起鼻痒，鼻塞，无流涕，偶有咳嗽，平素汗多，活动后加剧，胃纳可，眠一般，二便调。舌淡红，苔白厚。

查体：鼻黏膜淡红，鼻腔有少许鼻痂。双肺呼吸音稍粗，未闻及干、湿啰音。

处方一：蒸陈皮3g，法半夏5g，茯苓10g，甘草3g，紫苏子4g，鹅管石10g，款冬花20g，白前8g，五指毛桃12g，鸡内金5g，防风5g，白术5g。共5剂，每日1剂，水煎服。

处方二：太子参15g，白术10g，茯苓15g，甘草4g，蒸陈皮5g，法半夏5g，款冬花10g，五指毛桃15g，鹅管石15g，防风5g，鸡内金10g，石菖蒲6g。共8剂，隔日1剂，水煎服。

按语：本案患儿有变应性鼻炎、哮喘病史，对多种食物过敏，且有变应性鼻炎家族史。本次咳喘经对症治疗后，现无喘息，稍有咳嗽、喷嚏，首诊考虑主要矛盾为余邪未尽，结合多年临床经验，李宜瑞教授认为小儿哮喘恢复期咳嗽迁延多为肺脾气虚，内外合邪所致。治以健脾补肺，宣肺化痰为法，方予三拗汤加味。方中明党参、五指毛桃健脾益气，蜜麻黄、苦杏仁宣肺止咳，茯苓、莱菔子相合化痰理气，毛冬青、薏苡仁、桔梗、辛夷清热化痰通窍。经治疗，患儿仍咳嗽，汗多，活动后加重，结合舌象，考虑该患儿仍以气虚为主，"脾胃为气血生化之源"，《冯氏锦囊秘录》曰："大抵脾不足，则不能生肺家气。"治疗当健脾气、益肺气，予二陈汤合玉屏风散、陈夏六君汤合玉屏风散加减健脾化痰、益气固表，取培土生金之意。

该医案为正虚邪恋证，治以扶正祛邪，李宜瑞教授拟方兼顾气、阳、风、痰、食、湿，自始至终都注意顾护脾胃、消食理气。脾胃为后天之本，脾失健运，则五脏不能充养，李宜瑞教授临证非常重视培补顾护后天之本，将这一思想运用在哮喘治疗中，不仅可燥有形痰湿，更能杜生痰之源。

医案5　寒热错杂

李某，男，4岁9个月，就诊于2014年3月12日。

主诉：咳嗽3日，加重伴气喘发热半日。

病史：患儿3日前出现咳嗽，有痰，流涕，予麻甘颗粒、咽扁颗粒等清热类中成药口服，凌晨咳嗽加重，伴发热，气喘，有痰，鼻塞，流涕，汗多，胃纳尚可，大便调，夜寐安。舌红，苔白厚。既往婴儿期有湿疹病史，并有反复喘息病史。对花生过敏，未发现药物过敏史。

查体：唇红，咽红，双下鼻甲肿胀、苍白，心音有力，双肺呼吸音粗糙，可闻及喘鸣音。腹部平软，全腹无压痛及反跳痛，肠鸣音正常。

中医诊断：哮喘。

西医诊断：哮喘急性发作期。

证候诊断：寒热错杂。

治法：解表清里，定喘止咳。

方药：射干麻黄汤加减。

处方：炙麻黄3g，射干7g，紫菀10g，款冬花10g，桑白皮8g，细辛1g，五味子4g，毛冬青12g，连翘10g，厚朴6g，生石膏15g，甘草4g。共2剂，每日1剂，水煎服。

二诊（2014年3月14日）：服上药后，患儿热退，气喘减轻，咳嗽减少，痰多，流涕，汗多，大便成形，小便正常。舌红，苔白。

查体：咽部不红，双侧扁桃体无肿大，鼻腔黏膜苍白，双肺呼吸音粗，可闻及少许痰鸣音。

处方：蜜麻黄3g，细辛1g，苦杏仁6g，毛冬青12g，紫苏子6g，白芥子5g，莱菔子10g，厚朴5g，连翘10g，辛夷花5g，五味子5g，甘草4g。共3剂，每日1剂，水煎服。

> **按语**：本案患儿属异禀体质，宿痰内伏于肺，不慎感受外邪，引动伏痰，痰气搏结，阻于气道，肺气上逆，故见咳嗽、气喘、痰多。本为虚寒，又有外邪入里化热，形成寒热错杂证候，予射干麻黄汤加减，热退、喘平。二诊时咳嗽、气喘症状较前明显好转，在宣肺平喘的基础上加强祛痰之力，故合予三子养亲汤。

医案6 风寒束肺

龙某，男，6岁，就诊于2015年7月13日。

主诉：咳嗽发热1日。

病史：患儿昨日下午出现阵发性刺激性频咳，少痰，咽痒但无咽痛，少许鼻塞，夜间出现低热，热峰37.8℃，咳剧，恶心欲呕，无腹痛，大便成形，每日1次，小便调，汗出多。舌尖红，苔薄白。患儿发病之前在海南旅游，曾进食较多海鲜。既往有多次喘息病史，3岁时诊断为儿童哮喘病，曾予布地奈德溶液雾化吸入2年，逐渐减量，1年余未发喘息。有变应性鼻炎病史，否认湿疹病史及家族过敏性疾病、哮喘病史。无食物及药物过敏史。

查体：神志清楚，鼻腔黏膜轻微充血，咽部轻度充血，双侧扁桃体无肿大。双肺呼吸音粗，可闻及少许喘鸣音。

中医诊断：哮喘。

西医诊断：支气管哮喘急性发作期。

证候诊断：风寒束肺。

治法：宣肺散寒，降气定喘。

方药：射干麻黄汤加减。

处方：炙麻黄4g，细辛1g，五味子5g，射干8g，紫菀10g，款冬花10g，厚朴8g，僵蚕8g，神曲10g，辛夷花5g，苦杏仁10g，甘草4g。共3剂，每日1剂，水煎服。

二诊（2015年7月16日）：服上药后，患儿咳嗽明显减少，有痰，运动后咳嗽增加，无鼻塞、流涕，无咽部不适，汗多，胃纳可，大便质软、成形，每日1次。舌淡红，苔薄白。

查体：鼻腔黏膜苍白，咽部无充血，双侧扁桃体无肿大。双肺呼吸音粗，可闻及散在喘鸣音。

处方：上方去辛夷花、射干，余药同前。共4剂，每日1剂，水煎服。

三诊（2015年7月18日）：服上药后，患儿现偶有咳嗽，运动后无咳，少痰，无鼻塞、流涕，出汗明显减少，胃纳可，大便质软、成形，每日1次。舌淡红，苔薄白。

查体：鼻腔黏膜苍白，咽部无充血，双侧扁桃体无肿大。心音有力，律齐，各瓣膜听诊区未闻及杂音；双肺呼吸音粗，未闻及干、湿啰音。

处方：太子参15g，茯苓10g，白术10g，五指毛桃15g，防风3g，炙甘草5g，款冬花8g，陈皮3g。共7剂，每日1剂，水煎服。同时嘱服孟鲁司特咀嚼片4周。

按语： 小儿哮喘病的发生与宿痰内伏，外感风邪，引动伏痰，痰气搏结于气道，肺气上逆有关，故见咳嗽、气喘等症。其治疗原则因发作期、缓解期的不同而不同，但强调综合治疗。发作期宣肺降气，化痰平喘；缓解期根据肺、脾、肾三脏之偏虚，依体质调理。本案患儿在外出旅行之时，进食海鲜厚味，食积于胃肠，不慎招致外感，痰食互结，与风邪相合，故见诸证。鼻腔黏膜及咽部稍红，是以射干麻黄汤加减治之，其中僵蚕息风解痉，神曲消食化滞。后进入缓解期，予异攻散合玉屏风散调理肺脾，以固其本，清其源。

六

鼻　鼽

医案1　肺脾气虚

朱某，男，8岁11个月，就诊于2019年4月24日。

主诉：鼻痒、鼻塞3年余。

病史：患儿3年余前开始出现夜间1～2时鼻痒、鼻塞，搓鼻，揉眼，夜卧不安，情绪烦躁，伴汗出，以前额为主，眠一般，胃纳一般，偏食，大便1～2日1次，质软。舌淡红，舌根部苔黄、稍厚。曾诊断为变应性鼻炎。

查体：鼻黏膜色淡，鼻甲肿胀，眼结膜有少许充血。

中医诊断：鼻鼽。

西医诊断：变应性鼻炎；慢性结膜炎。

证候诊断：肺脾气虚。

治法：健脾益肺，补气祛风。

方药：四君子汤合玉屏风散加减。

处方：甘草3g，薏苡仁15g，五指毛桃15g，白术8g，防风5g，太子参15g，钩藤8g（后下），蝉蜕3g，糯稻根15g，浮小麦20g，谷精草10g，辛夷5g，茯神15g。共7剂，每日1剂，水煎服。

二诊（2019年5月1日）：服上药后，患儿鼻痒、眼痒症状稍减，夜间仍汗出，以头部出汗为主，情绪烦躁，难入眠，辗转反侧，眠浅易醒，其余症状同前。舌尖红，苔白腻。

处方：甘草3g，五指毛桃20g，白术8g，防风5g，太子参15g，蝉蜕3g，浮小麦20g，辛夷6g（包煎），茯神15g，龙骨15g（先煎），刺蒺藜7g。共2剂，每日1剂，水煎服。

三诊（2019年5月11日）：服上药后，患儿鼻痒、眼痒症状较前明显好转，偶鼻塞，无流涕，无咽痒咽痛，喉间有痰，无咳嗽，出汗多，情绪烦躁，口气不重，眠差，易醒，夜卧难安，胃纳差，偏食，大便1～2日1次，质硬，羊屎状，小便正常。舌尖红，苔薄白。

查体：咽不红，双侧扁桃体Ⅰ度肿大，鼻黏膜苍白水肿，双肺呼吸音清。

处方：甘草3g，五指毛桃20g，白术8g，防风5g，太子参15g，蝉蜕3g，浮小麦20g，辛夷6g（包煎），茯神15g，龙骨15g（先煎），净山楂10g，路路通10g。共15剂，每日1剂，水煎服。

按语：脾胃为后天之本，脾气虚弱，气血生化不足，清阳不升，则鼻窍失养；肺气虚，则卫表不固，腠理疏松，均可使风邪乘虚而入，发为鼻鼽。本案患儿有鼻鼽病史三年，凌晨阳气微时发病、胃纳差、鼻黏膜色淡，考虑为肺脾气虚，精神烦躁、夜卧不安、汗出，考虑为阴不敛阳，鼻痒、眼痒，考虑为外受贼风，四诊合参，予四君子汤合玉屏风散加减，健脾益气，其中改茯苓为茯神以养心安神；蝉蜕、钩藤、谷精草三药均入肝经，相合疏散风热、明目；浮小麦、糯稻根滋阴、敛汗、除虚热；薏苡仁清热利湿。经过治疗，二诊时患儿鼻痒、眼痒症状稍减，精神烦躁、眠差、汗多无改善，遂去钩藤、谷精草、糯稻根，加疏风明目之刺蒺藜，改龙骨收敛固涩以安神。三诊时诸症均减，精神仍烦躁，眠差，汗多，胃纳差，但口气不重，咽不红，苔薄白，可见精神烦躁并非火盛，而是脾气虚弱、心血不足、心神失养所致，故治疗仍以健脾补肺为主，兼疏风、养心、固涩、安神，在二诊方剂的基础上加净山楂消食和胃，路路通疏风通行十二经。李宜瑞教授强调，治疗鼻鼽病程长的患儿，证候诊断都有正气不足，肺脾气虚，一定要注意健脾补肺，可用四君子汤合玉屏风散，若痰湿重则可予二陈汤加减。《内外伤辨》言："脾气一虚，肺气先绝。"土生金，脾为肺之母，若脾胃虚弱，肺卫失养，则腠理疏松，稍有风寒即侵入机体，且易反复外感。治肺必治脾，可取培土生金法。

医案2 肺脾气虚，风寒外袭

李某，男，8岁11个月，就诊于2018年10月10日。

主诉：流涕3日。

病史：患儿自3日前于夜间受凉后流清涕，晨起尤甚，偶有咳嗽，咳白色稀痰，眼痒，揉眼，夜间睡眠欠佳，张口呼吸，呼吸声稍重，磨牙，上课注意力不集中，容易走神，不能独立完成作业，胃纳一般，大便质可，每日1次。舌尖红，苔白腻。家属诉既往曾诊断为变应性鼻炎及注意缺陷多动障碍。

查体：鼻黏膜苍白、肿胀，咽不红，双肺呼吸音粗，未闻及干、湿啰音。

中医诊断：鼻鼽。

西医诊断：变应性鼻炎；注意缺陷多动障碍。

证候诊断：肺脾气虚，风寒外袭。

治法：健脾益气，祛风通窍。

方药：异功散合玉屏风散加减。

处方：太子参15g，徐长卿10g，甘草3g，黄芪15g，蒸陈皮5g，防风4g，龙骨15g，白术10g，蝉蜕4g，茯苓15g，路路通10g，鹅管石15g，乌梅10g。共7剂，每日1剂，水煎服。

二诊（2018年10月17日）：服上药后，患儿流涕症状较前好转，但仍有少许咳嗽、咳痰，偶有眼痒，揉眼，上课时注意力较前稍集中，但仍不能独立完成作业，其余症状同前。舌尖红，可见芒刺，舌中部苔较厚腻。

处方：太子参15g，徐长卿10g，甘草3g，五指毛桃20g，防风4g，龙骨15g（先煎），白术10g，蝉蜕4g，茯苓15g，路路通10g，鹅管石15g，乌梅10g，法半夏5g。共10剂，每日1剂，水煎服。

三诊（2018年10月31日）：服上药后，患儿流涕症状明显好转，时有喷嚏，偶有揉眼，无咳嗽、咳痰，胃纳一般，食欲仍稍差，寐可，二便同前。舌尖红，可见芒刺，苔白腻。

处方：太子参15g，徐长卿10g，甘草3g，五指毛桃20g，防风4g，龙骨15g（先煎），白术10g，蝉蜕4g，茯苓15g，路路通10g，乌梅10g，薏苡仁12g，麦芽15g，石菖蒲10g。共10剂，每日1剂，水煎服。

四诊（2018年11月16日）：服上药后，患儿偶有流涕、喷嚏、揉眼，无咳嗽、咳痰，注意力集中程度明显提高，可独立完成作业，胃纳一般，食欲仍稍差，寐可，二便同前。舌尖红，可见芒刺，苔白腻。

处方：处方同前，共7剂，每日1剂，水煎服。

按语：该患儿素有变应性鼻炎病史，受凉后再次发作，流清涕，晨起为主，咳白色稀痰，眼痒，证候诊断为肺脾气虚、风寒外袭，"脾胃为气血生化之源"，患儿有注意缺陷多动障碍，磨牙、眠不安，上课注意力不集中，考虑为脾气虚，气血生化之源，心失所养，结合查体考虑患儿以肺脾气虚为本，风寒外袭为标，故首诊予异功散合玉屏风散加减。方中太子参、黄芪、蒸陈皮、白术、茯苓等可健脾益肺扶其正。因患儿舌尖红，稍有心肺微火，故予徐长卿、蝉蜕、路路通祛风除湿。其中徐长卿辛温、祛风止痒、活血消肿；蝉蜕味微甘，性微凉，宣肺、散风热；路路通"通行十二经"、祛风通络、利水除湿。三药相合寒温并用，互相制约，不致过热或过寒，再予鹅管石温化肺窍寒湿。患儿有注意缺陷多动障碍，龙骨性平，既可镇静安神，又可平肝潜阳、固涩收敛，与乌梅相合防止温药太过阳浮于上。二诊时患儿痰热症状明显，遂改温燥之黄芪为五指毛桃，加无大热的法半夏燥湿化痰。经此扶正祛邪、精准用药，患儿三、四诊时外感咳嗽症状已消失，注意力集中程度明显提高，余有少许风证，舌尖红，苔白腻，考虑中焦湿滞，蕴而化热，在前方剂基础上加强化湿之功效，予薏苡仁甘寒健脾利湿，麦芽消食养心、畅中焦气机以化湿，石菖蒲化痰开窍，祛风化湿。李宜瑞教授临证选药往往如将之用兵，一药多效，布局缜密。本医案李宜瑞教授临证谨查病机，精微调方，治病求本，不仅使患儿鼻鼽症状得以控制，注意力不集中也逐渐得到改善。

医案3 气阴两虚，夹有风湿

左某，男，4岁，就诊于2018年8月3日。

主诉：反复流涕1年。

病史：患儿自1年前起反复晨起流清涕，打喷嚏。平素易感冒。来诊时夜汗多，眠可，进食少，二便如常。舌尖红，苔白、厚腻。出生后以普通奶粉喂养后出现红疹，更换为水解奶粉后症状改善。

查体：鼻黏膜色淡，咽后壁可见少许倒流鼻涕。

中医诊断：鼻鼽。

西医诊断：变应性鼻炎。

证候诊断：气阴两虚，夹有风湿。

治法：益气养阴，祛风化湿。

方药：异功散加味。

处方：太子参15g，白术10g，茯苓15g，蒸陈皮5g，甘草3g，五指毛桃15g，辛夷4g，黑大豆皮12g，乌梅10g，薏苡仁12g，徐长卿7g，龙骨15g（先煎），糯稻根12g。共7剂，每日1剂，水煎服。

二诊（2018年8月22日）：服上药后，患儿晨起流清涕症状减轻，打喷嚏次数较前减少，夜汗稍减，胃纳差，易疲累，其余症状同前。舌淡红，苔白、厚腻。

查体：咽红，双侧扁桃体Ⅱ度肿大。

处方：太子参15g，白术8g，茯苓15g，蒸陈皮5g，甘草3g，五指毛桃15g，辛夷4g，乌梅8g，徐长卿7g，龙骨15g（先煎），牡蛎15g（先煎），糯稻根12g，防风4g。共4剂，每日1剂，水煎服。

三诊（2018年9月5日）：服上药后，患儿晨起偶有流清涕、打喷嚏症状，夜汗少，脾气可，眠可，胃纳改善，有口气，可闻及酸腐味，二便常。舌尖红，舌中部苔白、厚腻。

处方一：太子参15g，白术8g，茯苓15g，蒸陈皮5g，甘草3g，五指毛桃15g，辛夷4g，徐长卿7g，糯稻根12g，防风4g，紫苏梗5g，焦山楂5g，连翘5g。共4剂，每日1剂，水煎服。

处方二：太子参15g，白术8g，茯苓15g，蒸陈皮5g，甘草3g，五指毛桃15g，辛夷4g，徐长卿7g，糯稻根12g，防风4g，乌梅5g，鸡内金10g。共7剂，每日1剂，水煎服。

按语：本案患儿首诊时已有1年流涕病史，平素易感冒提示气虚，夜汗多提示气阴两虚，结合患儿晨起打喷嚏、流清涕，鼻黏膜色淡，苔白、厚腻等症状，证候诊断为气阴两虚、夹有风湿证，治以益气养阴，祛风化湿，方用异功散加味。方中异功散健脾益气；黑大豆皮、乌梅、龙骨、糯稻根滋阴收敛，其中黑大豆皮味甘性平，养血祛风，主治阴虚盗汗、虚热烦躁、风痹等，李宜瑞教授常用其治疗变应性鼻炎兼皮肤瘙痒；乌梅生津养阴，收敛固涩；糯稻根养阴除热止汗，均适用于该患儿的阴虚多汗证。五指毛桃健脾补肺，益气祛湿，因其补气不助火，在鼻鼽的治疗中，是李宜瑞教授使用最多的补益药。薏苡仁性寒，"健脾益胃，补肺清热，祛风胜湿"；辛夷、徐长卿疏风，其中辛夷是李宜瑞教授应用最多的疏风通窍药。二诊时，患儿夜汗改善不明显、易疲累，相对阴盛，阳之动力不足，遂改黑大豆皮为血肉有情之牡蛎，牡蛎主虚，久服强骨节。三诊时，患儿夜汗少，鼻鼽症状偶发，有口气，可闻及酸腐味，舌尖红，舌中部苔白、厚腻，中焦有食积，遂加强消食。其中处方一予紫苏梗、连翘疏散风邪，清散食积郁热，和中有散；处方二予乌梅、鸡内金，和中有收。乌梅味酸，《黄帝内经》言"肺欲收，急食酸以收之"。本案患儿虽病史较长，但李宜瑞教授的治疗过程、证候诊断清晰，治则明确，随症加减，散收有度。

医案4　肺脾气虚，夹有风痰

赖某，女，3岁3个月，就诊于2018年7月18日。

主诉：鼻塞、鼻痒、眼痒1年余。

病史：患儿鼻塞、鼻痒、眼痒1年余，无流涕，汗不多，纳呆，睡眠时鼻塞加重，喉间有痰，喜俯卧睡，大便每日1次，偶排羊屎状大便，小便正常。舌淡红，苔白、厚腻。

查体：结膜充血，鼻黏膜充血，鼻甲肿胀，咽红，双侧扁桃体Ⅲ度肿大。

中医诊断：鼻鼽。

西医诊断：变应性鼻炎。

证候诊断：肺脾气虚，夹有风痰。

治法：补中益气，祛风化痰。

方药：陈夏六君汤合保和丸加减。

处方：太子参12g，白术10g，茯苓15g，蒸陈皮5g，甘草3g，黄芪12g，法半夏5g，辛夷4g，莱菔子10g，徐长卿7g，乌梅7g，鸡内金10g，石菖蒲6g。共7剂，每日1剂，水煎服。

二诊（2018年7月27日）：患儿2日前受凉后出现流清涕、眼鼻痒症状，喜揉眼鼻，稍鼻塞，胃纳欠佳。服上药后，患儿夜眠较前好转，大便干结，每日1次，小便正常。舌尖稍红，舌根部苔白、厚腻。

查体：咽红，双侧扁桃体Ⅲ度肿大。

处方：太子参12g，白术8g，茯苓15g，甘草3g，五指毛桃15g，法半夏4g，辛夷4g，莱菔子10g，徐长卿8g，桔梗8g，神曲6g。共5剂，每日1剂，水煎服。

三诊（2018年8月3日）：服上药后，患儿鼻塞、鼻痒、眼痒症状较前改善，无流涕，2日前晨起出现呕吐，呕吐物为胃内容物，发热，体温最高不超过38℃，次日体温恢复正常，睡眠较前改善，出汗多，后背凉，胃纳、二便如常。舌红，苔白厚。

处方：太子参12g，白术8g，茯苓15g，甘草3g，五指毛桃15g，法半夏4g，石菖蒲6g，辛夷4g，徐长卿8g，麻黄根10g，紫苏梗5g，净山楂8g。共5剂，每日1剂，水煎服。

按语：本案患儿就诊时有鼻塞、鼻痒、眼痒症状，无流涕，为肺气虚、外受风邪、风阳上扰的表现；纳呆、喉间有痰、鼻甲肿胀，为脾气不足、痰湿内生的表现，证候诊断为肺脾气虚，夹有风痰。《严氏济生方·鼻门》曰："夫鼻者，肺之所主，职司清化，调适得宜，则肺脏宣畅，清道自利。"李东垣曰："夫阳气宗气者，皆胃中生发之气也，……生发之气既弱，其营运之气不能上升，邪塞孔窍，故鼻不利而不闻香臭也。"李东垣指出"宜养胃气，使阳气宗气上升鼻管则通矣"。初诊予陈夏六君子汤合保和丸加减健脾益气、化痰消食，其中辛夷、徐长卿、石菖蒲祛风除湿消肿，乌梅酸敛固涩。二诊时患儿咽红，有化热征象，并外感风邪，遂调整一系列用药，如补肺益气但温燥的黄芪改为性平的五指毛桃，化湿的石菖蒲改为"利五脏肠胃，补血气，除寒热，风痹，温中消骨，疗咽喉痛"的桔梗，消食的鸡内金改为有解表作用的神曲以散寒和中。经调整用药，患儿诸症好转，三诊时患儿自诉曾发热呕吐、多汗、背凉等，考虑仍有肺气虚、腠理不固，脾胃虚、中焦食滞，遂予入肺经的麻黄根以止汗、实表气、固虚，改有发散功效的神曲为消食的净山楂消食行气。纵观诊疗全过程，李宜瑞教授虽以保和丸入药，但根据兼夹证不同，选择消食之品也各有侧重。肺气虚是鼻衄的主要发病内因之一，治疗鼻衄总绕不过补肺气，李宜瑞教授认为肺为娇脏，清虚而处高位，选方多宜清轻，不宜重浊，如吴鞠通所谓"治上焦如羽，非轻不举"。

七

鼻　渊

医案1 ▶ 肺脾气虚，湿热内蕴

刘某，男，6岁，就诊于2018年12月14日。

主诉：流涕，咳嗽2日。

病史：患儿既往有鼻窦炎病史，2日前受凉后开始咳嗽，咳痰，夜间为主，流脓涕，偶腹痛，平素胃纳差，眠一般，大小便正常。舌暗红，苔黄腻。

查体：鼻黏膜充血，咽红，咽后壁有少许黄色黏稠分泌物。双肺呼吸音粗，未闻及干、湿啰音。

中医诊断：鼻渊。

西医诊断：鼻窦炎。

证候诊断：肺脾气虚，湿热内蕴。

治法：健脾益气，清热祛湿。

方药：麻杏苡甘汤加味。

处方：甘草3g，辛夷4g，五指毛桃15g，蜜麻黄3g，神曲10g，蒸陈皮5g，莱菔子10g，苦杏仁8g，蒲公英10g，麸炒枳壳6g，桔梗10g，薏苡仁12g，白芷5g。共7剂，每日1剂，水煎服。

二诊（2018年12月19日）：服上药后，患儿夜间咳甚，咳少量白痰，鼻塞，流清涕，无发热，诉晨起及傍晚偶有腹痛，以脐周为主，按揉后可自行缓解，每次持续半小时左右，口气不重，胃纳差，眠不安，大便稀烂不成形，每日1次，小便尚调。舌暗红，舌中部苔厚腻。

查体：咽红，双肺呼吸音清。

处方：甘草3g，辛夷4g，五指毛桃15g，蜜麻黄3g，神曲10g，蒸陈皮5g，桔梗8g，白芷5g，防风5g，焦山楂8g，连翘10g，枇杷叶5g。共5剂，每日1剂，水煎服。

三诊（2018年12月28日）：服上药后，患儿咳嗽症状较前减轻，流少许清涕，无鼻塞，时有恶心，无明显腹泻，胃纳一般，小便调。舌暗红，苔白。

查体：咽红，双肺呼吸音清。

处方：甘草3g，白扁豆15g，五指毛桃15g，蜜麻黄3g，神曲10g，蒸陈皮5g，莱菔子10g，苦杏仁8g，桔梗8g，白芷5g，防风5g，紫苏梗8g，焦山楂8g。共5剂，每日1剂，水煎服。

按语：本案患儿既往有鼻窦炎病史，平素胃纳差，偶腹痛，有脾气虚或脾阳不足寒邪内侵的表现，外受风寒，鼻涕黄稠，湿热内蕴，初诊时证候诊断为肺脾气虚，湿热内蕴。治以攻补兼施，内外兼顾。攻邪予麻杏苡甘汤加味宣肺止咳，方中蒲公英、桔梗、薏苡仁清热解毒、利湿排脓，辛夷、白芷为对药，药性均偏温，相合使用可祛风散寒、通窍排脓。扶正予五指毛桃益气健脾，神曲、蒸陈皮、莱菔子理气消食，其中神曲可以散寒解表，莱菔子可以化痰，选方用药，紧切病机，方中往往一药多用。然患儿脾胃素虚，服药后二诊时，患儿虽外感症状减轻，但仍有腹泻，且腹痛加重，喜揉喜按，以晨起阳微和傍晚阴盛时明显，可见患儿脾胃虚弱甚，中阳受损，寒凝气滞，遂去滑肠的仁类药，去归脾胃经的薏苡仁、蒲公英等阴寒之品，加归肺经的连翘等疏风轻清之品，并予祛风胜湿止痛的防风，以祛内外之风。三诊时各症状均明显缓解，热象渐去，腹痛、腹泻等中阳受损表现也消失，仍有表症、脾虚和湿邪，考虑患儿脾胃虚弱，正气不足，易受药害，李宜瑞教授用药更加谨慎，予味甘、性平的白扁豆健脾化湿，紫苏梗、神曲解表和中，继续予宣肺祛痰止咳、健脾益气消食、散寒疏表和中之法，用药平和，谨防寒热之弊，坚持祛邪不伤正，扶正不助火的原则。

医案2 肺脾气虚，夹有风湿

黄某，男，3岁，就诊于2018年11月23日。

主诉：流涕、咳嗽3个月。

病史：患儿自3个月前出现咳嗽，鼻流脓涕或清涕，容易感冒，多次治疗后症状或轻或重，但未愈，汗多，后出现夜间打鼾，现仍咳嗽，无咳痰、鼻塞、打喷嚏、流涕，夜间有鼾声，胃纳可，眠可，大便成形。舌红，苔白厚，指纹浮紫。

查体：鼻黏膜色苍白，可见脓涕，咽后壁可见鼻分泌物，咽不红，双肺呼吸音清。

中医诊断：鼻渊。

西医诊断：慢性鼻窦炎。

证候诊断：肺脾气虚，夹有风湿。

治法：健脾益气，祛风除湿。

方药：陈夏六君子汤合玉屏风散加味。

处方：太子参12g，白术10g，茯苓15g，蒸陈皮5g，甘草3g，五指毛桃15g，法半夏5g，辛夷4g，防风4g，薏苡仁10g，广藿香8g，徐长卿7g。共7剂，每日1剂，水煎服。

二诊（2018年12月7日）：服上药后，患儿现晨起、醒后偶有几声咳嗽，无痰，流少量清涕，偶打喷嚏，无鼻塞、鼻痒，睡眠时无打鼾，汗减少，胃纳一般，睡眠尚可，喜趴睡，大便1至2日1次，成形。舌淡红，苔白厚，指纹浮紫。

查体：咽不红，双侧扁桃体Ⅱ度肿大，鼻黏膜色淡，右侧鼻甲稍肿大，鼻腔内可见涕痂。

处方：太子参12g，白术10g，茯苓15g，蒸陈皮5g，甘草3g，五指毛桃15g，法半夏5g，辛夷4g，防风4g，薏苡仁12g，广藿香8g，徐长卿7g，石菖蒲6g。共7剂，每日1剂，水煎服。

三诊（2018年12月14日）：服上药后，患儿夜间偶鼻塞、打鼾，流涕减少，色白、黏，夜间及晨起偶有单声干咳，汗不多，胃纳一般，眠可，大便干，1至2日1次，小便黄。舌淡红，苔薄白，指纹淡紫。

查体：咽不红，咽后壁无分泌物，双侧扁桃体Ⅱ度肿大。

处方：太子参15g，白术10g，茯苓15g，蒸陈皮5g，甘草3g，五指毛桃15g，石菖蒲8g，辛夷4g，防风4g，薏苡仁12g，广藿香8g，徐长卿7g。共7剂，每日1剂，水煎服。

四诊（2019年1月4日）：服上药后，患儿咳嗽、流清涕次数均明显减少，无打鼾，汗不多，胃纳一般，眠可，大便2日未排，小便正常。舌淡红，苔薄白。

查体：咽不红，双侧扁桃体Ⅰ度肿大，咽后壁有较多滤泡，鼻腔内可见较多鼻痂。

处方：太子参10g，白术8g，茯苓15g，蒸陈皮5g，甘草3g，五指毛桃15g，石菖蒲8g，防风4g，薏苡仁12g，桔梗10g，麸炒枳壳5g，炒莱菔子10g。共10剂，每日1剂，水煎服。

按语：本案患儿咳嗽、流涕，鼻涕或清或黏，病程超过3个月，平素容易感冒，汗多，考虑为肺气虚，肌表腠理疏松，易为邪侵。腺样体肥大，夜间打鼾，结合患儿舌象、鼻黏膜情况，考虑为脾气虚，脾虚水湿不能运化，聚而成痰，凝聚于局部，则腺样体肥大，痰湿蕴结于鼻腔，则鼻腔黏膜肿胀，鼻涕白黏，久久难消。肺脾气虚、夹有风湿，治以健脾益气、祛风除湿。

初诊时查体患儿有鼻后滴流出现，咳嗽无痰考虑与此有关，鼻涕为脓涕，局部湿浊蕴而化热。"脾为生痰之源"，治以健脾益气为根本，在此基础上予防风、辛夷祛风通窍，薏苡仁、广藿香、徐长卿清热祛湿排脓治其标。治标之药不是单纯的同效叠加，而是同时具有疏风、通窍、利湿、清热、活血、和中之功的多方意图。治疗后脓涕转为清涕，可由鼻前庭排出，鼻咽部湿热症状逐渐改善。二诊遂加辛温之石菖蒲增强化湿之功。《神农本草经》说石菖蒲："主风寒湿痹，咳逆上气，开心孔，补五脏，通九窍，明耳目，出声音。"经治疗，患儿的厚苔转为薄白，鼻涕和腺样体肿大均改善。随后在健脾益气祛风除湿的基础上，予桔梗、麸炒枳壳宣肺理气，炒莱菔子消食理气，调理气机，随症加减。

　　本案患儿的治疗，自始至终均以陈夏六君子汤合玉屏风散为底方，健脾化痰，益气固表。患儿在临床诸症改善的同时没有任何热象出现，与李宜瑞教授用药平和有关。李宜瑞教授指出，鼻窦炎病位较深，湿热或寒湿内蕴，加之病久反复，正虚邪恋，治疗过程中或有反复，医者要做到心中有数，才能坚持原则，扶正祛邪，随症加减，使疾病向愈。

医案3　气阴两虚，夹有风热

　　王某，女，11岁，就诊于2019年5月10日。

　　主诉：反复流涕1个月。

　　病史：患儿近1个月来反复鼻塞，流清涕，鼻痒，眼痒，偶有咳嗽，咽痒有痰，汗多，偏食，口干多饮，喜冷饮，难入眠，眠浅易醒，大便3至4日1次，质干，小便黄。舌尖红伴芒刺，苔白、厚腻。

　　查体：鼻甲肿胀，咽不红。

　　中医诊断：鼻渊。

　　西医诊断：鼻窦炎。

　　证候诊断：气阴两虚，夹有风热。

治法：益气养阴，清热疏风，利鼻通窍。

方药：苍耳散加减。

处方：甘草3g，防风8g，辛夷10g，白芷7g，路路通10g，桔梗10g，郁金10g，百合12g，炒苍耳子5g，徐长卿10g，茯苓15g，薏苡仁15g，刺蒺藜10g。共7剂，每日1剂，水煎服。

二诊（2019年5月17日）：服上药后，患儿仍有鼻塞，流清涕，鼻痒，无眼痒，偶咳嗽，无痰，无咽痒，汗不多，口干，多饮，无口苦，口气不重，胃纳差，眠差，入睡困难，大便2至3日1次，成形，小便黄。舌红，有芒刺，苔白腻。

查体：咽充血，双侧扁桃体Ⅱ度肿大，鼻黏膜苍白稍肿胀，双肺呼吸音清。

处方：甘草3g，防风8g，辛夷10g，白芷7g，路路通10g，桔梗10g，徐长卿10g，茯苓15g，薏苡仁15g，刺蒺藜8g，石菖蒲10g，赤芍8g。共7剂，每日1剂，水煎服。

三诊（2019年5月31日）：服上药后，患儿无鼻塞，有少许流涕，色白、质稠，以晨起为主，无眼痒，无咳嗽，胃纳差，眠可，时感困乏。舌淡红，舌根部苔厚。

查体：咽红，左鼻黏膜色苍白、肿胀。

处方一：甘草3g，防风8g，辛夷10g，白芷7g，路路通10g，桔梗10g，徐长卿10g，茯苓15g，薏苡仁15g，石菖蒲10g，干鱼腥草15g，浙贝母10g。共5剂，每日1剂，水煎服。

处方二：甘草3g，防风8g，辛夷10g，白芷7g，路路通10g，桔梗10g，茯苓15g，薏苡仁20g，石菖蒲10g，浙贝母10g，五指毛桃20g，乌梅10g。共7剂，每日1剂，水煎服。

按语： 本案患儿素体气阴两虚，上焦失养，肺为娇脏，喜润恶燥，风热上扰，则肺失清肃，鼻窍不利，故咳嗽，鼻痒，眼痒，流清涕；阴不敛阳，上焦心肺火偏盛，则夜眠不安。上焦内有虚火，外有风郁。李宜瑞教授初诊时以益气养阴治其本，以清热疏风、利鼻通窍治其标。予郁金开肺清心、凉血行气，《本草从新》言郁金"能开肺金之郁"，《本草述》言："治发热、郁，咳嗽，……，并眼目鼻舌咽喉等证。"《本草衍义补遗》言："治郁遏不能散。"郁金性凉，作为血中之气药，行气不伤阴，与百合相合，养阴不碍气，共奏养阴润肺、清心安神之效。刺蒺藜入肝经，有平肝解郁、活血祛风、明目、止痒的功效，李宜瑞教授多将其用来治疗风阳上扰，眼痒之症。防风性润，可除内外一切之风，《药类法象》曰："治风通用。泻肺实，散头目中滞气，除上焦风邪。"患儿有清涕，苔白腻，予辛夷、白芷、炒苍耳子疏风通窍祛湿，徐长卿、路路通祛风除湿通络，薏苡仁清热利湿。现代药理学研究认为辛夷、炒苍耳子、刺蒺藜有抗过敏作用。二诊时患儿仍有清涕，眠不安，鼻黏膜苍白、肿胀，苔白腻，遂在上方的基础上去郁金、百合，改予石菖蒲祛湿开窍，舌红伴芒刺予赤芍清热凉血。三诊时各症均好转，左鼻黏膜仍色苍白、肿胀，需健脾补肺，因南方气候湿热，人多阳气外泄，补益药多助火气上炎，遂在疏风通窍、祛湿化痰通络的基础上，一方予干鱼腥草清肺热解毒，一方予五指毛桃、乌梅补肺健脾，收敛固涩，两方交替服用。

医案4 湿热夹滞

吴某，男，7岁，就诊于2018年8月1日。

主诉：鼻塞、流涕、咳嗽3日。

病史：患儿3日前受冷后开始打喷嚏，流白色黏稠涕，鼻塞，咳嗽，日多夜少，有痰声，头汗多，无发热，胃纳一般，偏食，腹胀，眠欠佳，磨牙，无盗汗、打鼾，大便质硬、成形，1至2日1次，小便黄。舌红，苔白、厚腻，舌根部苔微黄。

查体：唇红，咽充血，双侧扁桃体Ⅱ度肿大，双侧鼻腔可见黄稠鼻涕，咽后壁有少许脓性分泌物，颈前可触及黄豆大小肿大的淋巴结，有压痛，活动度可。

中医诊断：鼻渊。

西医诊断：鼻窦炎。

证候诊断：湿热夹滞。

治法：清热化湿，化食消积。

方药：自拟方。

处方：辛夷5g，甘草4g，薏苡仁15g，白芷5g，桔梗10g，连翘10g，广藿香10g，皂角刺3g，浙贝母10g，蒲公英12g，海浮石15g（先煎），莱菔子10g。共3剂，每日1剂，水煎服。

二诊（2018年8月3日）：服上药后，患儿咳嗽较前减少，少痰，仍有喷嚏、流涕，偶有鼻塞，脾气急躁，出汗多，运动时明显，胃纳较前改善，偏食，眠欠佳，易辗转反侧，大便1至2日1次，质干、偏硬，小便正常。舌尖红，舌根部苔白厚。

查体：唇红，咽充血，咽后壁脓性分泌物较前减少，双侧扁桃体Ⅱ度肿大，双侧鼻腔未见分泌物。颈前可触及黄豆大小肿大的淋巴结，有压痛，活动度可。

处方：辛夷5g，甘草4g，薏苡仁15g，白芷5g，桔梗10g，连翘10g，浙贝母10g，蒲公英12g，海浮石15g（先煎），莱菔子10g，猫爪草10g。共3剂，每日1剂，水煎服。

按语：肺主表，外邪侵袭，首当其冲。小儿肺常不足，卫外不固，外邪易乘虚而入客于鼻窍而发病。脾与肺是母子关系，卫气根源于下焦，滋养于中焦，卫气的强弱取决于脾运的正常与否。脾胃位居中焦，为三焦气机之枢纽，中焦气机条畅，则肺气充，痰湿化。本案患儿鼻渊为受凉而发，鼻塞、流涕、打喷嚏，查体鼻腔可见黄稠鼻涕，为外感风寒，蕴里化热，鼻失清利，鼻腔局部湿热胶着而成脓，胃纳差、腹胀、苔厚腻为中焦食滞，气机不畅，证候诊断为湿热夹滞，治疗予清热化湿、化食消积之药。遂予自拟方，方中辛夷疏风通窍，薏苡仁、白芷、桔梗、连翘、蒲公英、皂角刺清热解毒、利湿排脓，海浮石、浙贝母清热、祛痰、散结，广藿香解表和中，莱菔子下气消食，广藿香、莱菔子相合中焦气机畅达，胃肠传导有序，积滞得消，痰湿乃化。二诊时颈部淋巴结肿大程度仍同前，其余诸症均较前好转，遂在原方的基础上加猫爪草继续服用。《河南中医药手册》曰猫爪草："消肿，截疟。治瘰疬、肺结核。"该患儿病程短，发病急，为邪实证，治疗目的主要为祛邪，李宜瑞教授治疗实证的主要原则为疏风、通窍、清热、排脓。小儿肺脾不足，且岭南气候湿热，外感多有夹湿、夹滞、夹痰等兼证，则予祛湿、消食、化痰等治法对症处理。

医案5 湿热证

卢某，男，10岁，就诊于2012年12月5日。

主诉：鼻塞、流涕1周。

病史：患儿自1周前出现鼻塞，流清涕，咳嗽，经口服清热解毒类中成药无好转，遂来诊。现鼻塞，流黄浊涕，晨起咳嗽，咳黄痰，胃纳可，二便调，夜间鼻鼾。舌红，苔厚、微黄。既往曾诊断为鼻窦炎，并行腺样体切除术。

查体：鼻腔黏膜色苍白，咽充血，双侧扁桃体Ⅱ度肿大，咽后壁可见滤泡增生，双肺呼吸音清。

中医诊断：鼻渊。

西医诊断：鼻窦炎。

证候诊断：湿热证。

治法：清热解毒，祛湿通窍。

方药：自拟方。

处方：甘草5g，浙贝母10g，防风8g，辛夷花8g，苍耳子6g，薏苡仁15g，葛根10g，五指毛桃15g，板蓝根15g，海浮石15g，白芷6g，猫爪草10g，细辛2g，薄荷3g（后下）。共5剂，每日1剂，水煎服。

二诊（2012年12月12日）：服上药后，患儿鼻塞缓解，少许流涕，质黏，偶有咳嗽，少痰。舌淡红，苔白。

查体：咽不红，双侧扁桃体Ⅱ度肿大，咽后壁可见滤泡增生，双肺呼吸音清。

处方：防风5g，辛夷花8g，苍耳子4g，浙贝母12g，桔梗10g，薏苡仁15g，桂枝5g，白芍5g，五指毛桃20g，茯苓15g，甘草4g。共5剂，每日1剂，水煎服。

77

按语：鼻为肺之苗窍，肺气充沛则鼻窍通畅，肺气虚，外邪侵表，鼻窍不利。小儿肺常虚，易为外邪侵袭，本案患儿外感风邪后，肺失宣降，鼻塞、流涕，经过治疗无好转，进而化热，出现黄涕，结合舌象，诊断为鼻渊之湿热证，治以清热解毒、祛湿通窍。初诊方中防风、辛夷花、薄荷疏表祛风胜湿，海浮石、浙贝母、板蓝根清热解毒化痰，苍耳子、薏苡仁清热排脓，浙贝母、猫爪草祛痰散结，但患儿既往腺样体肥大，中医认为腺样体肥大为痰湿，病在脾，查体结果示鼻腔黏膜色苍白，考虑患儿本为肺脾气虚体质。治疗时，虽以祛邪为主，但仍要兼顾扶正，以免正气受损。在清热解毒、祛湿通窍的基础上予五指毛桃健脾益气，细辛辛温开肺，清补兼施。服药后症状缓解，热势减弱，以桂枝、白芍调和营卫，辛夷花、苍耳子、桔梗、薏苡仁排痰通窍，五指毛桃、防风、茯苓健脾化痰，益气固表，扶固正气，瘥后防复。李宜瑞教授认为，岭南独特的地域气候特点——

"阳�之气常泄，阴湿之气常盛"，即阳气外泻，阴湿困脾，人多脾气虚，所以治病过程尤其要注重顾护中焦脾胃，即便是邪实证，临床也要详查病机，用药中病即止或及时扶正，以免矫枉过正，伤及后天之本。

医案6 脾肾两虚，肺经风热

刘某，男，9岁，就诊于2015年5月22日。

主诉：鼻塞、流涕、咳嗽2日。

病史：患儿2日前开始鼻塞，流脓涕，咳嗽，有痰，无发热，胃纳差，大便烂，每日1次，夜尿2至3次，汗多。既往曾诊断为鼻窦炎。舌红，苔黄。

查体：面色欠华，眼胞虚浮，色苍白。咽稍红，双侧扁桃体Ⅰ度肿大，鼻黏膜充血，咽后部可见倒流黄涕，双肺呼吸音粗。

中医诊断：鼻渊。

西医诊断：鼻窦炎。

证候诊断：脾肾两虚，肺经风热。

治法：清热化痰，健脾益肾。

方药：四君子汤合玉屏风散加减。

处方：炙麻黄4g，辛夷花5g，苍耳子4g，五指毛桃15g，太子参15g，白术10g，防风5g，茯苓15g，桑螵蛸10g，毛冬青15g，海浮石12g，甘草5g，鸡内金10g。共5剂，每日1剂，水煎服。

二诊（2015年5月27日）：服上药后，患儿流涕、咳嗽症状均减轻，鼻塞，有痰，胃纳可，汗不多，大便烂，每日1次，夜尿2至3次。舌红，苔黄、厚腻。

查体：咽稍红，鼻黏膜充血，未见鼻涕倒流，心肺听诊无异常。

处方：炙麻黄4g，辛夷花5g，苍耳子4g，五指毛桃15g，广藿香10g，蒲公英12g，苦杏仁5g，茯苓15g，桑螵蛸10g，石菖蒲8g，海浮石12g，甘草5g。共3剂，每日1剂，水煎服。

三诊（2015年5月29日）：服上药后，患儿偶咳嗽，有痰，少许流涕，胃纳可，大便烂，每日1次，夜尿1次。舌红，苔黄厚。

查体：咽稍红，鼻黏膜充血，未见鼻涕倒流，双肺呼吸音清。

处方：炙麻黄4g，辛夷花5g，苍耳子4g，五指毛桃12g，太子参12g，白芷4g，鸡内金10g，桔梗10g，桑螵蛸10g，石菖蒲10g，海浮石15g，甘草5g。共3剂，每日1剂，水煎服。

按语：鼻渊有实证与虚证之分，小儿所见鼻渊，多为本虚标实。南方小儿多为肺脾气虚质，金生水，肺为肾之母，脾胃为后天之本，肾气充沛需要脾胃之补养，肺脾不足，则肾无盈满，另"五脏之伤，穷必及肾"，或有先天不足，禀赋薄弱，故应重视肾虚为病。本案患儿既往有鼻窦炎病史，初诊前2日再次发病，见流脓涕、咳嗽、咽稍红、鼻黏膜充血、舌红苔黄，均为湿热之象，又见面色欠华、胃纳差、汗多、眼胞虚浮、夜尿等气阳两虚之候，故治以攻补兼施。其中祛邪予炙麻黄、苦杏仁、海浮石、毛冬青、蒲公英以宣肺止咳、清热解毒，辛夷花、苍耳子、白术、桔梗、广藿香、石菖蒲醒脾化湿、疏风通窍，扶正予四君子汤合玉屏风散加减益气健脾，桑螵蛸、鸡内金温肾补阳缩尿。经过治疗，患儿诸症痊愈。肾为生命活动之根，若肾气充沛则有助肺气之宣降有序，肾阳得温，则五脏得以温煦，治疗上焦之气阳不足，小剂量温肾药，往往可以起到画龙点睛的作用。然小儿生机蓬勃，阳气旺盛，所以临床肾气不足的表现又往往不甚明显，容易被忽视，临证需详查病候，或许可有事半功倍的效果。

八

发　热

医案1　风热外感

林某，男，5岁，就诊于2017年12月22日。

主诉： 间断发热2周。

病史： 患儿于2周前出现发热，热峰38.9℃，伴咳嗽、咳痰，予布洛芬后热暂退。12月10日仍发热。12月11日至外院查血常规提示病毒感染，予奥司他韦、蒲地蓝消炎口服液、氯苯那敏后热退。12月12日至12月14日期间无发热，仍咳嗽，夜间加重，痰不多，至门诊服中药后症状未缓解，咳嗽症状加重。12月18日再次出现发热，热峰39.2℃，有寒战，无抽搐，咳嗽，咳痰，痰色黄、质稠，伴鼻塞，流清涕，畏光流泪，12月20日服中药后咳嗽好转。现发热，无寒战，鼻塞，流清涕，无明显咳嗽，怕热，无汗出，胃纳尚可，无恶心呕吐，大便2日未解（平素大便偏干），小便黄，眠可。舌红，苔厚腻，苔中有剥脱。

查体： 双侧扁桃体Ⅰ度肿大，无明显充血，双肺呼吸音粗，未闻及明显干、湿啰音。

中医诊断： 外感热病。

西医诊断： 急性上呼吸道感染。

证候诊断： 风热外感。

治法：疏风清热。

方药：柴葛解肌汤加减。

处方：北柴胡12g，黄芩10g，葛根10g，金银花10g，淡竹叶6g，淡豆豉6g，薄荷4g（后下），生石膏15g，苦杏仁10g，浙贝母10g，莱菔子10g，青蒿10g（后下）。共3剂，每日1剂，水煎服。

> 按语：外邪侵犯肺卫，正气抗邪外出，正邪交争，故见发热。虽反复发热，病程较长，但仍可见鼻塞、流涕之卫分表现，故以"汗法"取之。方中以北柴胡、黄芩、葛根、青蒿退热，生石膏清气分之热，淡豆豉清解郁热，莱菔子、苦杏仁、浙贝母化痰通便，全方合用可使郁热得解，积滞得消，退热亦快，故能取得较好的治疗效果。李宜瑞教授认为解表药需轻煎频服，方可达到满意疗效。

医案2　风热夹滞

常某，女，1岁，就诊于2017年12月29日。

主诉：发热2日。

病史：患儿自2日前出现发热，服布洛芬后体温恢复正常，但仍反复发热，热峰38.7℃。现患者精神较差，发热，汗多，无咳嗽、咳痰，无喘息、气促，无鼻塞、流涕，胃纳差，眠可，小便尚调，大便每日1至2次，质稀烂，味臭。舌红，苔白，指纹紫滞达于风关。

查体：咽充血，双肺呼吸音粗，未闻及干、湿啰音。

中医诊断：外感热病。

西医诊断：急性上呼吸道感染。

证候诊断：风热夹滞。

治法：疏风清热，消食导滞。

方药：自拟方。

处方：北柴胡8g，葛根5g，淡豆豉4g，薄荷2g（后下），紫苏叶5g，广藿香6g，青蒿6g（后下），神曲6g，防风4g，净山楂5g，甘草3g。共3剂，每日1剂，水煎服。

按语：外感风热之邪，郁于肺卫，兼有食积。李宜瑞教授认为小儿本脾常不足，加之饮食不节，临床易出现外邪夹滞的表现，并认为此类外感发热患儿中常有"郁火"的表现，故善在辛凉或辛温解表方剂中加入北柴胡、葛根、防风等药，而不是单纯使用一派苦寒之品，以免冰伏其邪，应寒温并用，如此即可使气机舒畅，邪热得以透泄。

医案3　肺胃热盛，夹有食积

窦某，男，2岁，就诊于2018年1月3日。

主诉：发热3日。

病史：患儿自3日前出现发热，热峰38.9℃，每日出现1至2次高热，无咳嗽、咳痰，无呕吐，夜间鼻塞，呼吸费力，流黄稠鼻涕，眼眵多，右眼时常流泪，口气重，胃纳一般，眠差，寐不安，矢气多，大便2日未解，小便正常。舌红，苔白厚，指纹紫滞达于风关。

查体：咽充血，双侧扁桃体Ⅱ度肿大，双肺可闻及干啰音。

中医诊断：外感热病。

西医诊断：急性支气管炎。

证候诊断：肺胃热盛，夹有食积。

治法：清热泻火，消食导滞。

方药：麻杏石甘汤加味。

处方：蜜麻黄2g，苦杏仁8g，生石膏12g，甘草2g，薏苡仁12g，蛤壳12g，金银花8g，辛夷4g，莱菔子10g，神曲6g，北柴胡8g，白芷3g。共3剂，每日1剂，水煎服。

按语：麻杏石甘汤出自张仲景《伤寒论》："发汗后，不可更行桂枝汤。汗出而喘，无大热者，可与麻黄杏仁石膏甘草汤。"该方可用于邪热壅肺作喘的病证。该患儿虽无咳嗽气喘的表现，但有高热，鼻涕黄稠，口气重，大便不通，舌红、苔白厚，指纹紫滞达于风关等外邪郁闭，肺有蕴热，兼有食积之肺胃热盛的表现，故予麻杏石甘汤清宣肺中郁热，加莱菔子、神曲消食导滞，使腑气得通，肺气得宣，而邪有去路，故能热退病安。

医案4　湿困三焦

刘某，男，6岁，就诊于2013年8月8日。

主诉：发热3日。

病史：患儿3日前下午出现发热，热峰39℃，下午及夜间热势较重，流涕，少许咳嗽，有痰，恶心无呕吐，胃纳减少，大便稀烂，每日2次，色黄、味臭秽，无黏液及脓血，小便黄。舌红，苔厚、黄白相间。

查体：精神尚佳，咽充血，双侧扁桃体Ⅱ度肿大，鼻腔黏膜充血。心音有力，双肺呼吸音清晰，未闻及干、湿啰音，腹部稍胀，腹肌平软，无压痛及反跳痛，肠鸣音略活跃。

辅助检查：血细胞分析检查无异常。

中医诊断：外感热病。

西医诊断：急性上呼吸道感染。

证候诊断：湿困三焦。

治法：清热利湿。

方药：三仁汤加减。

处方：杏仁10g，白蔻仁5g，薏苡仁15g，滑石30g，通草5g，淡竹叶10g，法半夏10g，厚朴5g，浙贝母10g，布渣叶10g，连翘10g，紫苏梗5g。共2剂，每日1剂，水煎煮20min，取药汁约300mL，分4次温服。

二诊（2013年8月10日）：服上药后，患儿热退，少涕，少许咳嗽，有痰，无呕吐，胃纳尚可，大便成形，小便调。舌偏红，苔白。

查体：咽充血，双侧扁桃体Ⅰ度肿大，鼻甲黏膜稍红，心肺听诊无异常，腹部触诊无异常。

处方：上方去滑石、布渣叶，加茯苓10g。共3剂，每日1剂，水煎服。

> **按语**：该患儿为男性学龄前儿童，因发热3日来诊，症见发热，热势以下午及夜间为盛，咽红、便溏，外邪不盛，湿热并重，困阻三焦。故以三仁汤加减清热利湿，宣通气机，其中以淡竹叶、紫苏梗透邪。服药2剂后热退，热象不著，以湿邪困阻为主，去滑石以免寒凉损伤脾胃之阳，以茯苓健脾渗湿，取顾护脾胃之意。

医案5 风热夹湿

吴某，女，1岁，就诊于2013年8月7日。

主诉：发热3日。

病史：患儿前日下午出现发热，热峰39℃，流清涕，咳嗽，少痰，无呕吐，胃纳减少，大便稀烂，每日2次，色黄，无黏液及脓血，小便黄。舌质偏红，苔白，指纹紫滞达于风关。

查体：精神尚佳，形体瘦小，肌肉不实，咽充血，双侧扁桃体无肿大，鼻腔黏膜充血。心音有力，双肺呼吸音清晰，未闻及干、湿啰音，腹部平软，无压痛及反跳痛，肠鸣音略活跃。

辅助检查：血细胞分析检查无异常。

中医诊断：外感热病。

西医诊断：急性上呼吸道感染。

证候诊断：风热夹湿。

治法：疏风清热化湿。

方药：自拟方。

处方：柴胡6g，葛根6g，广藿香6g，神曲5g，薄荷2g（后下），青蒿6g（后下），紫苏梗4g，前胡6g，防风3g，火炭母5g，甘草3g。共2剂，每日1剂，水煎煮20min，取药汁约200mL，分4次温服。

二诊（2013年8月9日）：服上药后，患儿昨日低热，微汗出，流白黏涕，咳嗽，有痰，无呕吐，胃纳尚可，大便成形，小便调。舌质淡红，苔白，指纹淡紫隐于风关。

查体：咽充血，双侧扁桃体无肿大，鼻甲黏膜稍红。心肺听诊无异常，腹部触诊无异常。

处方：紫苏梗3g，防风4g，桔梗6g，薏苡仁10g，前胡8g，辛夷4g，白蔻仁3g，蛤壳10g，浙贝母10g，连翘6g，甘草4g。共3剂，每日1剂，水煎服。

按语：该患儿为女性婴儿，发热3日后来诊，症见发热、流涕、咽红、便溏，为外感风热，湿阻中焦之征象。以柴胡、葛根、青蒿、薄荷解热透邪外出，紫苏梗、防风、广藿香祛风除湿，火炭母清热祛湿，神曲消滞。全方辛凉辛温并用，疏解外邪，调节气机，以湿化病除。服药2剂后热势缓解，微汗出，热邪不盛，以湿邪困阻为主，故以桔梗、薏苡仁、白蔻仁宣通三焦之湿，再佐以解表止咳化痰之品，可获良效。

反复呼吸道感染

医案1　肺脾气虚

杜某，男，3岁1个月，就诊于2012年9月29日。

主诉：反复感冒半年余。

病史：患儿半年前开始反复感冒，食欲欠佳，夜间容易出汗，易醒，大便1至2日1次，大便稀烂，小便尚调。舌淡红，苔薄白，指纹淡红达于风关。

查体：咽无充血，双侧扁桃体无肿大，心肺查体未见异常。腹平软，腹部无明显压痛，全腹未扪及包块，肠鸣音稍活跃。

中医诊断：反复呼吸道感染。

西医诊断：反复呼吸道感染。

证候诊断：肺脾气虚。

治法：补肺固表，健脾益气。

方药：复感宁加减。

处方：太子参10g，白术8g，茯苓12g，鸡内金8g，糯稻根10g，甘草3g，五指毛桃15g，龙骨15g（先煎）。共7剂，每日1剂，水煎服。

二诊（2012年10月6日）：服上药后，患儿食量渐增，夜间出汗明显减少，但睡眠仍欠安稳，大便每日1次，偶有稀烂便。舌淡红，苔白、稍腻，指纹淡红达于风关。

处方：太子参10g，白术8g，茯苓12g，鸡内金8g，浮小麦10g，醋龟甲10g，防风6g，甘草3g。共7剂，每日1剂，水煎服。

三诊（2012年10月13日）：患儿从初诊至今未出现过咳嗽、流鼻涕等外感症状。服上药后，患儿食量明显增加，夜间睡眠安稳，偶有少量汗出，二便调。舌淡红，苔白，指纹淡红达于风关。

处方：太子参10g，白术8g，茯苓12g，鸡内金8g，浮小麦10g，醋龟甲10g，防风6g，甘草3g。共7剂，每日1剂，水煎服。

按语：根据患儿初诊时的表现，辨证为肺脾气虚，治以补肺固表，健脾益气为法，用复感宁加减治之。从患儿日常饮食、生活起居等方面进行干预，调理阴阳的同时重视调理脾胃，以防患于未然。调理方中太子参、白术、茯苓、五指毛桃健脾益气，鸡内金健胃消食，糯稻根、龙骨敛汗，甘草调和诸药。二、三诊时，患儿食欲渐增，夜间出汗明显减少，但睡眠不安稳，故处方中续以太子参、白术、茯苓健脾益气，鸡内金健胃消食，浮小麦止汗，加醋龟甲安神定志，防风固表祛风。

医案2　肺脾气虚，积滞化热

张某，女，2岁，就诊于2018年8月29日。

主诉：反复呼吸道感染。

病史：平素易咽喉发炎，近半年尤多，平均每月发热1次。平素出汗多，有口气。现无鼻塞、流涕，无咳嗽、咳痰，纳呆，眠一般，易醒、哭闹，大便成形，每日1次，小便色偏黄。舌淡红，苔白厚、稍黄。

中医诊断：反复呼吸道感染。

西医诊断：反复呼吸道感染。

证候诊断：肺脾气虚，积滞化热。

治法：健脾益气，消食化积。

方药：异功散加减。

处方：太子参12g，白术8g，茯苓12g，陈皮5g，鸡内金6g，糯稻根10g，甘草3g，麦芽15g，炒莱菔子8g，浮小麦15g，麻黄根8g，五指毛桃15g，共7剂，每日1剂，水煎服。连翘6g，加入上方（前4日，共4剂）同煎。

按语：该患儿属反复呼吸道感染肺脾气虚证。肺气不足，腠理开阖失司，卫表不固，则平素汗出过多。脾气虚弱则脾运不健，纳化不及，乳食积滞中焦，日久化热。肺脾气虚是其本，积滞化热是其标，属本虚标实。治以健脾益气为主，以异功散为主方，佐以消食助运之品。方中太子参、茯苓、白术、五指毛桃健脾益气，陈皮健脾助运，在补益药中少佐上述药避免壅滞，鸡内金、麦芽、炒莱菔子消食化积，糯稻根、麻黄根、浮小麦固表止汗。调理前期加入连翘清解郁热以治其标。

医案3 气阴两虚夹滞

肖某，男，4岁，就诊于2018年8月31日。

主诉：反复间断咳嗽伴鼻塞、流涕8个月余。

病史：患儿自2017年11月开始几乎每月发作1次呼吸道感染（感冒或咳嗽），既往有鼻窦炎病史。睡眠时鼻塞，偶打鼾、自汗、盗汗，脾气急躁，口气稍大，二便调，眠可。舌尖红，有芒刺，苔边剥脱。

中医诊断：反复呼吸道感染。

西医诊断：反复呼吸道感染。

证候诊断：气阴两虚夹滞。

治法：益气养阴，消食化积。

方药：人参五味子汤加减。

处方：太子参15g，白术10g，茯苓12g，麦冬10g，炒莱菔子10g，麻黄根10g，糯稻根12g，浮小麦15g，薏苡仁10g，乌梅10g，五指毛桃15g，甘草3g。共7剂，每日1剂，水煎服。

按语：该患儿肺脾气虚，兼有阴液不足。治以人参五味子汤加减，方中不用人参，而用太子参，太子参偏于气阴同补，以"清补"见长。李宜瑞教授认为太子参药性平和，补气而不壅滞，生津而不滋腻，颇合小儿脾常不足的特性，凡肺脾气虚及气阴不足者皆可用之；茯苓、白术、五指毛桃、甘草补肺脾之不足；麦冬、乌梅酸甘化阴，养阴生津；炒莱菔子降气消食，薏苡仁健脾祛湿，兼顾脾喜燥而恶湿的生理特点；浮小麦、糯稻根、麻黄根固表止汗。诸药合用则补而不滞，滋阴而不碍胃。

医案4 肺脾气虚，夹湿夹滞

蒋某，男，2岁5个月，就诊于2018年10月26日。

主诉： 反复呼吸道感染。

病史： 患儿自1岁起平均每个月呼吸道感染1次，以上呼吸道感染为主，发作时见咳嗽、鼻塞、流涕等症。现无咳嗽、流涕症状，出汗多，自汗、盗汗，胃纳可，口气不重，睡眠可，大便成形、质稍黏，每日1次，小便正常。舌淡，苔白，舌根部苔微黄。既往有葡萄糖-6-磷酸脱氢酶缺乏症病史。

中医诊断： 反复呼吸道感染。

西医诊断： 反复呼吸道感染。

证候诊断： 肺脾气虚，夹湿夹滞。

治法： 健脾益气，化湿消滞。

方药： 异功散加味。

处方： 太子参15g，甘草3g，炒白扁豆15g，茯苓10g，糯稻根10g，薏苡仁12g，白术8g，焦山楂6g，五指毛桃15g，陈皮3g，浮小麦15g，煅龙骨15g（先煎）。共7剂，每日1剂，水煎服。

按语： 李宜瑞教授在长期的临床实践中发现，长期生活在岭南地区者，由于受湿热偏盛的气候影响，皮肤腠理多疏松，嗜食海鲜更助湿热，且喜饮凉茶，日久损伤脾胃阳气，易形成肺脾气虚而又湿热偏盛的体质特点。肺气虚则肺通调水道功能失司，水津失布，聚而成湿成饮。脾气不足，则脾主运化水湿及水谷功能失调，水反为湿，谷反为滞。故小儿肺脾气虚证者多易夹湿夹滞。治疗此类患儿，在健脾补肺的同时，李宜瑞教授喜加用茯苓、薏苡仁、焦山楂等化湿消滞之品，方见成效。

医案5 肺脾气虚，风寒夹滞

马某，女，3岁，就诊于2018年9月28日。

主诉： 咳嗽2日。

病史： 患儿前日开始咳嗽，偶咳，无痰，无鼻塞、流涕，无发热，出汗多，运动后尤甚，胃纳一般，偏食，眠欠佳，大便质软、成形，每日1次，小便正常。近1年反复外感，平素腹痛，时有呃逆，口气不臭。舌淡，苔白厚，鼻黏膜色红。

中医诊断：咳嗽；反复呼吸道感染。

西医诊断：反复呼吸道感染。

证候诊断：肺脾气虚，风寒夹滞。

治法：健脾益气，祛风散寒。

方药：自拟方。

处方一：防风4g，甘草3g，紫菀6g，山楂5g，桔梗5g，枳壳4g，柴胡5g，紫苏叶6g，神曲6g（包煎），五指毛桃15g，大枣10g，广藿香5g。共3剂，每日1剂，水煎服。

处方二：白术8g，防风5g，五指毛桃15g，茯苓12g，陈皮5g，太子参12g，鸡内金6g，炒麦芽10g，炒谷芽10g，甘草3g。共5剂，每日1剂，水煎服。

按语：该患儿平素易感，正气不足，卫外不固，此次又为风寒之邪所伤，并可见腹痛、呃逆、苔白厚等夹滞证候的表现。急则治其标，首当祛风解表散寒。李宜瑞教授认为，小儿为稚阴稚阳之体，脏器轻灵，易趋康复，用药宜平和，忌大寒、大热之品，使用解表药时，中病即止，需谨防发散太过致耗伤正气，本案所用方药仅3剂（5剂），风寒得散。缓则治其本，当风寒得散，后期宜健脾益气，调护后天之本，以绝生病之源。

医案6　风痰夹滞化热

赵某，女，1岁6个月，就诊于2018年10月10日。

主诉：咳嗽2日。

病史：患儿于前日下午开始咳嗽，呈阵发性连声咳，咳甚时欲呕，有痰难咳出，白天多夜晚少，伴鼻塞、流涕，无发热，胃纳欠佳，眠欠安，易醒、烦躁哭闹，盗汗，以头部及颈背部最为明显，大便质偏稀或呈糊状，臭味不甚，小便正常。舌淡，苔白、稍黄。平素咳嗽易反复，基本每月1次，既往有变应性鼻炎、喘息病史。

查体：唇红，咽充血，双肺未闻及干、湿啰音。

中医诊断：咳嗽；反复呼吸道感染。

西医诊断：急性支气管炎。

证候诊断：风痰夹滞化热。

治法：宣肺化痰，消积止咳。

方药：自拟方。

处方：蜜麻黄2.5g，款冬花10g，甘草3g，莱菔子10g，法半夏4g，茯苓10g，紫苏子5g，杏仁6g，连翘6g，神曲6g（包煎），桔梗5g，辛夷4g。共4剂，每日1剂，水煎服。

二诊（2018年10月14日）：服上药后，患儿仍有咳嗽，有痰，晨起及夜间咳甚，伴鼻塞、打喷嚏，未见流涕，无发热，无气喘、气促，白天出汗多，以头汗为主，胃纳可，有口臭，眠可，大便质软，每日1次，小便正常。舌淡，苔白厚、稍黄。

查体：咽不红，双肺未闻及异常。

处方：蜜麻黄3g，款冬花10g，甘草3g，法半夏4g，茯苓10g，紫苏子5g，连翘6g，辛夷4g，鹅管石10g（先煎），炒莱菔子8g，鸡内金5g，紫菀6g，共5剂，每日1剂，水煎服。

按语：该患儿有反复呼吸道感染病史以及喘息病史，素有痰饮留伏，外感风邪引动伏痰，痰阻气道，则见咳嗽、有痰难咳，夹有积滞则见纳眠欠佳，积滞化热、心神被扰则见烦躁哭闹。治当以宣肺化痰止咳的同时，佐以清热消食之品。方中蜜麻黄、杏仁、桔梗、款冬花宣肺化痰止咳，莱菔子、紫苏子、法半夏、神曲化痰消积，茯苓健脾，连翘、神曲清热解表化食，辛夷宣通鼻窍。二诊时，咽不红，热渐清，胃纳可，仍有咳嗽，有痰，予鹅管石、紫菀以加强温肺化痰止咳之效。

医案7　肺脾气虚，夹湿夹滞

梁某，男，6岁，就诊于2018年6月6日。

主诉： 反复感冒2年。

病史： 家属诉患儿平素易感冒，2年内平均每个月感冒1次。现无发热，无咳嗽、流涕，平素出汗多，近胃纳差，口气稍重，大便成形、质软，夜寐可，易翻来覆去。舌尖红，苔白，舌根部苔厚腻。

查体： 咽稍红，双肺听诊未见明显异常。

中医诊断： 反复呼吸道感染。

西医诊断： 反复呼吸道感染。

证候诊断： 肺脾气虚，夹湿夹滞。

治法： 健脾益气，化湿消滞。

方药： 复感宁加减。

处方：太子参15g，鸡内金10g，甘草5g，木瓜10g，炒白扁豆15g，茯苓15g，糯稻根12g，广藿香10g，白术10g，五指毛桃15g，净山楂10g，连翘8g。共7剂，每日1剂，水煎服。

二诊（2018年6月13日）：服上药后，患儿诉胃纳较前好转，口气稍重，汗多，睡眠一般，易翻来覆去，大便每日1次，成形，小便正常。舌淡红，苔薄白，舌根部苔厚。

查体：咽稍红，咽部可见少许分泌物，双侧扁桃体Ⅱ度肿大，鼻黏膜色淡红。

处方：太子参15g，鸡内金10g，甘草5g，薏苡仁12g，茯苓15g，糯稻根12g，广藿香10g，白术10g，五指毛桃15g，净山楂10g，辛夷4g，连翘8g。共5剂，每日1剂，水煎服。

三诊（2018年7月4日）：服上药后，家属诉患儿现体质较前有所增强，近1个月未患外感疾病，胃纳较前改善，眠可，大小便正常，口气稍重。舌淡红，苔少、黄白，舌根部苔厚腻。

查体：咽不红，咽壁可见少许黏稠分泌物。

处方：太子参15g，鸡内金10g，甘草3g，薏苡仁15g，蒸陈皮5g，茯苓10g，广藿香10g，白术10g，净山楂10g，黄芪12g，制佛手8g，苍术8g。共10剂，每日1剂，水煎服。

按语：本案体现了李宜瑞教授肺脾同调的学术思想。患儿反复感冒，肺脾气虚、夹湿、夹滞。初诊时患儿舌尖红，苔白、舌根部苔厚腻，湿热夹滞明显，为本虚标实之象，以复感宁加减，方中四君子汤健脾益气，予广藿香、炒白扁豆、木瓜化湿和胃，连翘清热，净山楂、鸡内金消食。二诊时，湿热减轻，以复感宁方加减，方中五指毛桃入肺脾经，具有补肺固表、健脾化湿的功效；太子参，甘微苦平，归脾肺经，可健脾补气生津；茯苓，甘淡平，归心脾肺经，可健脾渗湿安神；薏苡仁甘淡微寒，归脾胃肺大肠经，健脾利湿，且其微寒之性又能制约五指毛桃之温；鸡内金、净山楂健胃消食化积；糯稻根敛汗；辛夷通利鼻窍。三诊时，患儿已有一个月未感冒，去五指毛桃，改用黄芪健脾益气、补肺固表，继续佐以化湿消食。全方补而不温，化湿消滞而不伤正，药方虽为治虚证之方，但无滋腻、温补之药，药味简便，药性平和；且重用脾胃之药，意在培土生金。

十

泄　泻

医案1　伤食泻

何某，男，3岁，就诊于2019年1月18日。

主诉：腹泻2日。

病史：患儿2日前开始排水样便，夹杂少许不消化的食物，味酸臭，每日2次，量不多，伴里急后重感，无黏液，无腹痛，无呕吐，无发热，无鼻塞、流涕，偶咳，无痰，胃纳一般，无口气，眠欠安，睡时汗多，夜间哭闹1次，小便量正常。舌红，苔白、厚腻。昨日服用1包蒙脱石散后大便无改善。平素大便每日2次，成形，味不臭。

查体：腹软，无压痛、反跳痛，肠鸣音活跃。

中医诊断：泄泻。

西医诊断：小儿腹泻病。

证候诊断：伤食泻。

治法：运脾和胃，消食化滞。

方药：保和丸加减。

处方：甘草3g，连翘7g，莱菔子8g，麦芽15g，醋香附5g，麸炒枳壳5g，法半夏4g，蒸陈皮4g，广藿香8g，焦山楂6g，茵陈10g，苍术8g。共2剂，每日1剂，水煎服。

按语：伤食泻多因小儿乳食不节，喜食生冷食物等，导致脾胃受损，健运失常，食积中焦，故大便夹杂食物残渣，因而运脾和胃、消食化滞就成了治疗本证的方法。苍术、焦山楂、麦芽、莱菔子运脾磨胃，蒸陈皮消滞理气，舌红乃食滞化热之象，故以连翘散结清热。

医案2 湿热夹滞

李某，男，2岁，就诊于2019年6月21日。

主诉：发热、腹泻1日。

病史：患儿前日进食较多食物后呕吐胃内容物3次，伴腹痛，无腹泻。昨日下午患儿出现发热，热峰38.3℃，当时未予特殊处理，昨日晚上排烂便1次。现症见发热，体温37.3℃，咳嗽，呈单声咳，少痰，揉鼻，无鼻塞、流涕，汗不多，胃纳差，饮水多，眠欠安，小便量少，今早排水样便1次。苔黄厚，指纹紫滞。

中医诊断：泄泻。

西医诊断：小儿腹泻病。

证候诊断：湿热夹滞。

治法：清热祛湿，消食化滞。

方药：保和丸加减。

处方：鸡内金5g，连翘8g，麦芽15g，净山楂7g，麸炒枳壳5g，广藿香8g，蒸陈皮5g，法半夏5g，神曲5g，北柴胡8g，青蒿8g（后下），茵陈8g，甘草4g。共3剂，每日1剂，水煎服。

按语：本案患儿有伤食病史，湿食互阻，气机不通，故出现腹痛、呕吐等症；湿滞未消，复感外邪，故见咳嗽、揉鼻等症。然本案病机的关键在于食滞中焦，郁而化热，故治以运脾和胃，消食化滞为主，兼解表散邪。方中广藿香辛温解表，芳香化湿，醒脾开胃；北柴胡、青蒿疏解外邪；连翘、茵陈清热化湿；神曲、麦芽、鸡内金消食化滞；法半夏燥湿、降逆止呕；麸炒枳壳、蒸陈皮调理气机。药证相合，故泄泻、腹痛可迅速缓解。

医案3 ▶ 风寒泻

翟某，男，1岁，就诊于2019年1月9日。

主诉：呕吐伴腹泻1日。

病史：患儿昨夜开始出现呕吐，排青灰色稀便，夹杂食物残渣，无黏液及脓血，味臭、口气重，食入即吐，呕吐物为胃内容物，伴少许咳嗽，喉中有痰，无发热、鼻塞、流涕，小便量可，口唇干。舌淡，苔白、稍厚。

中医诊断：泄泻。

西医诊断：小儿腹泻病。

证候诊断：风寒泻。

治法：运脾化湿，理气和中。

方药：藿香正气散加减。

处方：广藿香6g，紫苏梗5g，法半夏4g，茯苓10g，蒸陈皮3g，净山楂5g，甘草2g，神曲5g，连翘8g，麦芽12g，前胡

6g。共3剂，每日1剂，水煎服。

> **按语：** 小儿具有脾常不足的生理特点，本案患儿不慎感受风寒之邪，客于脾胃，寒凝气滞，中阳被困，运化失职，故见呕吐腹泻；风寒外袭，与湿滞相合，故见咳嗽有痰。本案以广藿香、紫苏梗散寒胜湿，行气止呕；法半夏、蒸陈皮、茯苓燥湿理脾；佐以麦芽、净山楂、神曲消积导滞；连翘解表清热散结，以防热化。

医案4　脾虚夹滞

　　吴某，男，1岁，就诊于2019年7月19日。

　　主诉： 腹泻2日。

　　病史： 患儿3日前出现发热，热峰39.1℃，自予清热类中成药口服，当晚热退，2日前开始排稀烂便，味不臭，食后腹泻明显，昨日至今已有10次。来诊时已无发热，无呕吐，仍腹泻，胃纳少，可饮水，尿量无明显减少。舌淡，苔白、厚腻，指纹淡紫达于风关。家属诉患儿平素易上火，故常予金银花、菊花、蝉蜕煎水服用。

　　查体： 精神尚可，面色无华，咽部不红，心音有力，腹部稍胀，肠鸣音活跃。

　　中医诊断： 泄泻。

　　西医诊断： 小儿腹泻病。

　　证候诊断： 脾虚夹滞。

治法：健脾益气，理气和中。

方药：七味白术散加减。

处方：广藿香6g，太子参10g，白术8g，茯苓12g，葛根5g，紫苏梗5g，蒸陈皮3g，茵陈8g，焦山楂5g，甘草2.5g，姜厚朴4g，麦芽10g。共3剂，每日1剂，水煎服。

按语：小儿脏腑娇嫩，形气未充，素日服用清热类药物使脾阳受损。本次感邪之后，再投以苦寒之品，故见排便次数增加、食后作泻、味不臭。脾虚不运，故见纳食减少、舌苔厚腻；脾虚无以运化水谷精微濡养脏腑，故见面色无华。故李宜瑞教授临证之时，紧扣脾虚不运这一病机要点，以七味白术散为主方，健运脾胃，升阳止泻，并佐以焦山楂、麦芽消滞。全方补中寓消，切中小儿易虚易实的病理特点。

医案5　脾胃气虚

王某，女，8岁，就诊于2013年2月2日。

主诉：反复腹泻6个月余。

病史：患儿在6个多月前出现反复腹泻，排稀糊状大便，每日3至10次，无黏液及脓血，间中腹痛，以脐周为主，腹胀，自觉乏力，无呕吐，无发热，胃纳欠佳。舌淡红，苔薄白。既往经多方中西医结合治疗无效。

查体：腹部平软，全腹无压痛及反跳痛。

中医诊断：泄泻。

西医诊断：慢性腹泻。

证候诊断：脾胃气虚。

治法：健运脾胃，理气止泻。

方药：自拟方。

处方：党参15g，茯苓15g，苍术10g，砂仁5g（后下），炒扁豆15g，救必应12g，石榴皮10g，鸡内金10g，山楂10g，白豆蔻4g，炙甘草5g。共3剂，每日1剂，水煎服。

二诊（2013年2月6日）：服上药后，患儿腹泻症状明显好转，每日1至2次，无腹痛，仍有腹部胀满，大便先干后溏，胃纳欠佳。舌淡红，苔薄白、花剥。

处方：太子参15g，茯苓15g，苍术10g，陈皮5g，砂仁5g（后下），鸡内金10g，山楂10g，柴胡5g，香附10g，枳壳8g，炙甘草5g。共3剂，每日1剂，水煎服。

三诊（2013年2月9日）：服上药后，患儿已无腹泻，无腹痛、腹胀，胃纳好转。舌淡红，苔薄白。

处方：太子参15g，茯苓15g，炒白术10g，陈皮5g，砂仁5g（后下），鸡内金10g，山楂10g，炙甘草5g。共7剂，每日1剂，水煎服。

按语：本案患儿反复腹泻日久，中阳受损，脾虚导致水湿运化无力，从而泄泻。初诊用党参辅以茯苓、炙甘草健脾益气；炒扁豆健脾化湿；白豆蔻、砂仁调理气机；救必应利湿止痛；石榴皮固涩止泻；苍术、山楂、鸡内金消食助运。二诊时腹泻症状好转，仍有腹胀，以陈皮、砂仁、香附、枳壳等加强气机调理，使中焦气机得以正常健运。三诊时症状好转，以炒白术易苍术，加强健脾之力，同时不忘以陈皮、砂仁调理气机。在本案所有的治疗过程中，李宜瑞教授紧扣病机，攻补兼施，虚实兼顾，补而不滞，特别强调在运脾化湿的同时重视对气机的调理。初诊选用苍术，取"脾健不在补而贵在运"之意。湿为阴邪，湿性黏腻，易致气机阻滞，气滞又反过来加重湿郁，二者互为因果，阻滞中焦气机，故以陈皮、砂仁、白豆蔻等芳香化湿之品调理气机。石榴皮有收敛固涩的作用，需同时配伍理气之品，尚无留邪之弊。

医案6　脾虚夹湿

董某，男，5个月，就诊于2014年7月4日。

主诉：腹泻3日。

病史：患儿3日前更换奶粉后出现大便次数增多，每日7至8次，量中等，色黄，呈水样，无臭秽，伴进食减少，无发热，无呕吐，哭时有泪，小便量可。舌淡红，舌中部苔白厚，指纹淡紫达于风关。

查体：精神可，眼窝无凹陷，皮肤弹性可。咽无明显充血，心肺、腹部查体未见异常。

中医诊断：泄泻。

西医诊断：小儿腹泻病。

证候诊断：脾虚夹湿。

治法：健脾益气，化湿止泻。

方药：七味白术散加减。

处方：太子参8g，苍术7g，茯苓6g，广藿香3g，粉葛5g，紫苏梗3g，法半夏6g，陈皮1g，山楂5g，鸡内金3g，甘草1g。共3剂，每日1剂，水煎服。

二诊（2014年7月9日）：服上药后，患儿大便呈糊状，排便次数减少，每日2至3次，量少，胃纳欠佳。舌淡红，苔白。

处方：太子参8g，苍术5g，茯苓8g，葛根5g，白扁豆5g，连翘2g，麦芽5g，鸡内金3g，神曲3g，甘草1g。共5剂，每日1剂，水煎服。

按语：脾常不足是小儿的生理特点，小儿易因各种饮食因素出现泄泻、厌食等脾系症状。李宜瑞教授认为小儿泄泻的病机关键在于"脾虚为本，湿困为要"。以七味白术散健脾升阳止泻，结合小儿"脾健不在补而贵在运"的观点，以苍术易白术运脾止泻，伍用陈皮，恢复中焦气机升降之职。紫苏梗调理气机，法半夏燥湿，少佐山楂、鸡内金消滞。诸药相合，可奏运脾化湿，理气止泻之功。

医案7 风热夹湿

潘某，男，2岁，就诊于2013年7月8日。

主诉：腹泻2日，发热1日。

病史：患儿2日前排黄色稀烂便，每日5次，量多，味臭秽，无黏液及脓血，自予蒙脱石散口服，效果不佳。昨日上午出现发热，热峰38.6℃，饮水后热退，恶心，无呕吐，少许鼻塞，无流涕，无咳嗽，尿量偏少。舌红，苔黄厚，指纹浮紫达于风关。

查体：咽部充血明显，胸廓轻度畸形（鸡胸）。双肺呼吸音清，未闻及干、湿啰音，心音有力，腹部稍胀，按之软，肠鸣音活跃，肛周潮红。

中医诊断：泄泻；感冒。

西医诊断：小儿肠炎；急性上呼吸道感染。

证候诊断：风热夹湿。

治法：疏风清热，化湿止泻。

方药：自拟方。

处方：柴胡6g，葛根6g，广藿香10g，茵陈5g，薄荷2.5g（后下），石菖蒲5g，紫苏梗6g，甘草3g，青蒿6g（后下），神曲5g，厚朴花3g，鱼腥草10g。共3剂，每日1剂，水煎服。

二诊（2013年7月10日）：服上药后，患儿热退，大便烂，每日2次，无黏液及脓血，味不臭，胃纳减少，小便调，汗多，夜寐欠安。舌红，苔白厚，指纹淡紫达于风关。

查体：腹部稍胀，按之软，肠鸣音略活跃，肛周不红。

处方：葛根6g，甘草3g，神曲5g，山楂8g，鸡内金6g，苍术8g，陈皮2g，法半夏6g，太子参10g，茯苓10g，浮小麦12g。共5剂，每日1剂，水煎服。

> **按语**：泄泻为小儿的常见病症，岭南四季湿热皆盛，长期生活于此地的儿童，体质多为脾气虚弱兼有痰湿，若出现外感或饮食不节，则易在本虚的基础上发病，常出现夹滞、夹湿等变化。本案患儿为男性幼儿，脾运失健，湿邪内生，清浊不分，混杂而下，故见便次增多；不慎感受风热之邪，客于肺卫，邪正相争，故见发热、鼻塞。此时治疗抓住以湿热内阻，脾运失调为主的病机，清热化湿，兼以疏风，故热退，大便性状好转。该患儿可见胸廓畸形，脾肾虚弱，谨防药性伤及正气，中病即止，故二诊时应抓住脾虚运化无力致食滞湿滞的病机，治以健脾燥湿，消食导滞，方中以太子参、茯苓健脾，苍术、陈皮运脾理气。

医案8 脾虚夹滞

林某，女，14个月，就诊于2014年12月10日。

主诉：腹泻3日。

病史：患儿于1周前出现发热，3日后热退，大便稀烂，色黄，无黏液、脓血，味酸臭，每日2至3次，胃纳减少。平素易腹胀、腹泻，睡眠不安，夜间汗多。舌淡红，苔薄白，指纹紫滞达于风关。

查体：神志清楚，面色无华，肌肉松软，心肺听诊无异常，腹部平软，肠鸣音存。

辅助检查：大便常规检查无异常。

中医诊断：泄泻。

西医诊断：小儿腹泻病。

证候诊断：脾虚夹滞。

治法：健脾消滞。

方药：异功散加减。

处方：太子参10g，苍术7g，茯苓10g，陈皮3g，五指毛桃12g，糯稻根10g，连翘5g，山楂5g，鸡内金4g，白芍5g，甘草3g。共7剂，每日1剂，水煎服。

二诊（2014年12月17日）：服上药后，家属诉患儿大便质软、成形，每日1次，睡眠不安，胃纳一般，小便调。舌淡红，苔薄白，指纹紫滞达于风关。

处方一：上方去白芍、糯稻根，加白术7g、法半夏5g。共7剂，每日1剂，水煎服。

处方二：六君子丸每次1g，每日2次。

处方三：针刺四缝。

按语：本案患儿于发热后，外感邪气，加上药石所伤，致脾胃功能受损，不能运化水湿及乳食，故食停中焦，而见大便稀烂。该患儿面色无华，肌肉松软，据"脾其华在面""脾主肌肉"，推断其为脾虚之本，故用药需扶正祛邪，以健脾消滞为法。以五指毛桃、异攻散健脾益气，其

中以苍术代白术以增助运之力；以鸡内金、山楂消食导滞，使补不碍邪；予糯稻根滋养脾阴，连翘清心火以安神。服药后大便性状好转，予白术增强健脾之效。异功散在四君子汤的基础上加陈皮，意在行气化滞，醒脾助运，有补而不滞的优点。糯稻根味甘性平，归心肝经，具有养脾阴、除虚热和止汗的作用。对病后阴虚发热及肺痨蒸热盗汗者尤为适宜。"白术守而不走，苍术走而不守，故白术善补，苍术善行。"故李宜瑞教授在治疗小儿脾虚泄泻时，喜苍术、白术同用，使苍术燥湿之功加强，又合白术健脾，二药相合，脾运得健而泄泻自止。良医不废外治，故以针刺四缝清热除烦，调和脏腑。

医案9　伤食泻

唐某，男，1岁，就诊于2018年5月9日。

主诉：腹泻10日。

病史：患儿10日前出现大便性状改变，排糊样便，色褐，味臭，夹杂不易消化食物，伴黄白色黏液，无脓血，每日3至4次。近3日排水样便，色黄，夹杂不易消化食物，伴黄色黏液，味臭，每日3至4次，无发热，无呕吐，无咳嗽，胃纳差，食量较前减少，口气稍重，睡眠一般，易哭闹，饮水不多，尿量偏少。舌红，苔白腻。

中医诊断：泄泻。

西医诊断：消化不良。

证候诊断：伤食泻。

治法：消食导滞，和中止泻。

方药：保和丸加减。

处方：鸡内金5g，甘草3g，连翘5g，麦芽10g，净山楂5g，醋香附5g，蒸陈皮3g，苍术8g，广藿香7g，茯苓10g，神曲5g，茵陈8g。共3剂，每日1剂，水煎服。

二诊（2018年5月16日）：服上药后，患儿上述症状稍有好转。前日夜间受凉后出现少许咳嗽，有痰，夜间较多，无鼻塞、流涕，无喷嚏，无发热，白日出汗多，胃纳可，食欲较前好转，眠可，大便每日1至2次，条状，稍干，味臭，夹杂不易消化食物，小便正常，有口臭。咽红，舌红，苔薄白。

处方：太子参12g，苍术8g，茯苓10g，蒸陈皮5g，法半夏4g，鸡内金5g，连翘5g，麦芽10g，焦山楂5g，糯稻根10g，甘草3g。共7剂，每日1剂，水煎服。

按语：本案患儿为伤食积滞引起的泄泻，由于喂养不当使脾胃受伤，脾失健运，脾不升清，小肠清浊不分，大肠传导失司，发生泄泻。治以消食导滞、和中止泻为法，以保和丸加减。二诊时患儿腹泻好转，因感受新邪，出现少许咳嗽症状，然证候的关键仍在本虚，予陈夏四君子汤加减，以苍术易白术加强运脾之力，佐以消食导滞之品；连翘清热利咽；糯稻根配伍蒸陈皮，可治胃弱食少。

十一

便　秘

医案1　气虚湿滞

麦某，女，2岁9个月，就诊于2019年3月15日。

主诉：便秘1年余，反复鼻塞半年。

病史：患儿1年前出现便秘，需要使用开塞露通便，2至3日使用1次，质先干后软，深褐色，味臭，便后探拭肛门可见少量鲜血，肛周疼痛。2周前出现鼻塞、流涕，涕质稠、黄白相间，无发热，无咳嗽、咳痰。饮水少，汗不多，胃纳一般，偏食，喜食米饭、水果，眠欠安，易醒，打鼾，张口呼吸。舌淡红，苔白、稍厚。既往有湿疹及变应性鼻炎病史。

查体：四肢关节可见红色丘疹样皮疹，无瘙痒，无渗液疱疹。

中医诊断：便秘；湿疹；鼻衄。

西医诊断：便秘；湿疹；变应性鼻炎。

证候诊断：气虚湿滞。

治法：理气健脾。

方药：自拟方。

处方：太子参12g，五指毛桃15g，白术8g，莱菔子10g，鸡内金6g，酒肉苁蓉10g，甘草3g，麸炒枳壳8g，辛夷4g，桔梗8g，燀桃仁6g，郁李仁6g，炒酸枣仁8g。共7剂，每日1剂，水煎服。

二诊（2019年3月22日）：服上药后，患儿大便每2至3日1次，先硬后软，排便稍费力，近日鼻塞已缓解，胃纳一般，难入睡，甚则2~3个小时才可入眠，眠欠安，易醒，打鼾声已减。舌淡，尖红，有芒刺，苔薄白。

查体：四肢关节及腹股沟处有对称性皮疹，色稍红，伴瘙痒，无渗液皮屑。

处方一：太子参15g，五指毛桃15g，白术8g，莱菔子10g，鸡内金6g，酒肉苁蓉10g，甘草3g，辛夷4g，桔梗8g，麸炒枳实5g，炒酸枣仁10g，熟大黄3g（另包）。共14剂，每日1剂，水煎服。

处方二：地肤子15g，蛇床子15g，苦参15g，生地黄15g，土荆芥8g。共7剂，每日1剂，水煎取外用。

按语：该患儿在便秘的同时有湿疹、变应性鼻炎等病史，究其根本，为患儿肺脾不足。因脾气虚弱，清阳不升，鼻窍失养，肺气不足，卫外不固，易致风寒乘虚而入，同时脾气虚，传导无力，运化失常，故鼻塞、流涕、大便干结，可在临床上共见。治疗当针对肺脾不足之根本。方中五指毛桃、太子参、白术健脾益气以扶正，同时使用润肠通便、理气导滞之品。气虚无力推动血运，使得气血无以荣养肌肤，可见湿疹反复发作。二诊时李宜瑞教授少佐活血通腑之大黄，《神农本草经》记载大黄可"破癥瘕积聚，留饮宿食，荡涤肠胃，推陈致新，通利水谷，调中化食，安和五脏"。生大黄力宏，熟大黄力缓且活血力强，故选用熟大黄通腑活血。李宜瑞教授认为小儿脏腑娇嫩，不耐攻伐，故使用大黄之时，强调少量取效且中病即止。

医案2 脾虚夹滞

邹某，男，3岁，就诊于2018年8月29日。

主诉：便秘3年。

病史：患儿自出生以来即排便费力，大便每2至3日一次，质硬，需用力方能排出，味臭，无腹痛，无呕吐，胃纳差，夜寐可，小便调。舌淡，舌尖稍红，有芒刺，舌中后部苔白厚。

中医诊断：便秘。

西医诊断：便秘。

证候诊断：脾虚夹滞。

治法：理气健脾，润肠通便。

方药：异功散合枳术丸加减。

处方：太子参15g，白术10g，麸炒枳实5g，莱菔子10g，鸡内金10g，酒肉苁蓉10g，甘草3g，亚麻子12g，连翘6g，北柴胡5g，炒酸枣仁10g，蒸陈皮5g。共5剂，每日1剂，复煎，水煎服。

二诊（2018年9月12日）：服上药后，患儿大便质转软、成形，较前易解，2日1次，臭味减，无腹痛，出汗不多，无盗汗，胃纳好转，眠可，偶有磨牙，小便正常。唇红，舌尖红，有芒刺，苔白。

处方：处方同前，共5剂，每日1剂，复煎，水煎服。

按语：便秘虽属大肠传导失常的疾病，却与脾运功能密切相关，证分虚实。李宜瑞教授认为小儿便秘主要是由于脾胃功能失调，气血阴阳不足。本案患儿便秘由脾虚气滞，运化乏力，大肠传导失职所致。因此治以健脾理气为主，无论虚实，均需注意小儿脾常不足之特点，不可一味行气导滞，否则往往更加损伤脾胃功能，使便秘难愈。故本案治疗以枳术丸健脾消食、行气化滞，重用白术健脾益气，合用太子参、蒸陈皮健脾理气，三药合用，健运脾胃；麸炒枳实破气化滞，亚麻子润肠通便，莱菔子行气导滞，鸡内金消食导滞，诸药合用，补中有消；患儿舌尖红且有芒刺，考虑为食滞化热，故以连翘清热解毒散结；酒肉苁蓉，味甘、咸，性温，有补肾阳、益精血、润肠通便之效。李宜瑞教授治疗日久便秘时喜用酒肉苁蓉，她认为阴阳互根互用，补阴时宜辅以"阳"药，以阴根于阳，使阴有所化，并可借助阳药的温运，以制阴药凝滞，使之滋而不腻，不碍生化之机，正如张景岳所云："善补阴者，必于阳中求阴，则阴得阳升而泉源不竭。"

医案3 食滞化热

周某，男，6岁，就诊于2018年7月18日。

主诉：便秘6年。

病史：患儿自出生以来即反复便秘，大便每3至4日1次，质硬，味臭，无腹痛。平素闻到油烟味或进食杂乱及太多时易呕吐。胃纳可，眠尚安，小便偏黄。舌淡红，舌根部苔厚腻。

查体：咽稍红，左侧扁桃体Ⅱ度肿大，躯干部散在少许淡红色皮疹，有轻度瘙痒感。

中医诊断：便秘；瘾疹。

西医诊断：便秘。

证候诊断：食滞化热。

治法：清热消滞，行气通便。

方药：保和丸加减。

处方：甘草4g，连翘10g，莱菔子12g，麦芽15g，麸炒枳实6g，法半夏5g，蒸陈皮3g，紫苏梗6g，桔梗10g，胖大海6g，土茯苓12g，白鲜皮10g。共7剂，每日1剂，水煎服。

二诊（2018年8月10日）：服上药后，患儿便秘较前好转，大便每1至2日1次，质硬，味臭，排便费力，未见便血，无腹痛。身上仍有皮疹，伴瘙痒。饮水少，胃纳尚可，睡眠尚可，深度睡眠时易出现四肢不自主抽动，小便正常。舌尖红，舌根部苔厚腻。

查体：咽红，双侧扁桃体Ⅱ度肿大。

处方：甘草4g，连翘10g，莱菔子12g，麦芽15g，麸炒枳实6g，蒸陈皮3g，紫苏梗6g，桔梗10g，胖大海6g，土茯苓12g，白鲜皮10g，徐长卿10g。共7剂，每日1剂，水煎服。

三诊（2018年8月24日）：服上药后，患儿大便每2日1次，成形，质软，身上皮疹较前明显减少，无新发，胃纳可，夜寐可，二便调。舌淡红，舌中后部苔白、厚腻。

查体：咽红，双侧扁桃体Ⅱ度肿大。

处方一：甘草4g，莱菔子12g，麦芽15g，麸炒枳实6g，蒸陈皮3g，桔梗10g，土茯苓12g，五指毛桃15g，胖大海4g，白鲜皮10g，徐长卿10g，紫苏梗7g。共7剂，每日1剂，水煎服。胖大海6g（另包），泡水饮。

处方二：甘草4g，莱菔子12g，麦芽15g，麸炒枳实6g，蒸陈皮3g，土茯苓12g，五指毛桃15g，白术10g，胖大海4g，白鲜皮10g，徐长卿10g，太子参12g。共7剂，每日1剂，水煎服。

按语：《诸病源候论·小儿杂病诸候·大便不通候》："小儿大便不通者，腑脏有热，乘于大肠故也。脾胃为水谷之海，水谷之精华，化为血气，其糟粕行于大肠。若三焦五脏不调和，热气归于大肠，热实，故大便燥涩不通也。"该患儿因食积化热而致便秘，故当急以消积导滞、清热通便为主，可选用保和丸加减。另因患儿有咽部红肿和皮疹，故加用桔梗、胖大海清热利咽，土茯苓、徐长卿祛风利湿止痒。患儿便秘改善后期，考虑存在本虚即肺脾不足，故加用五指毛桃及太子参固护根本。

医案4 脾虚食滞

陈某，男，5岁，就诊于2019年7月5日。

主诉：反复便秘1年余。

病史：患儿1年余反复便秘，吃米饭、肉类后容易出现。近2个月来大便每3日1次，排便费力，质硬，粗大量少，夹血丝，吃青菜、酸奶、水果等后改善不佳，胃纳尚可，易口臭。舌红，苔白厚。

中医诊断：便秘。

西医诊断：便秘。

证候诊断：脾虚食滞。

治法：健脾消食，润肠通便。

方药：自拟方。

处方：太子参15g，白术10g，糯稻根15g，甘草4g，连翘6g，莱菔子10g，麦芽15g，胖大海5g，亚麻子12g，生地黄10g，麸炒枳实5g。共5剂，每日1剂，水煎服。

按语：李宜瑞教授认为对便秘的治疗当以六腑传化物而不藏，以通为用之旨，运用通便开秘、以下为主的法则。但运用通下之法，贵在审因而下，不可动辄以硝、黄之类攻下。然而，随着人们生活水平日益提高，儿童饮食结构日益精细化，乳类、肉类等高蛋白、不易消化的食物摄入增加，易阻碍大肠气机下行，饮食内停，积滞常发。体内积滞日久，郁而化热，灼伤阴液，肠道阴津不足而致便秘，常可见本虚标实之证。故本案用太子参、白术健脾益气的同时，伍用清热养阴生津之品。生地黄甘苦而寒，清热养阴，壮水生津，以增滋阴润燥之力；连翘清热散结；胖大海、亚麻子润肠通便，麸炒枳实、莱菔子、麦芽行气消食化滞。

医案5　乳食积滞

苏某，1岁，就诊于2018年5月2日。

主诉：便秘1年，加重1个月。

病史：患儿自出生以来每3至4日排便1次，近1个月每5日1次，大便色黄、成形，气味臭，小便调，饮水不多，胃纳差，近1个月不喜米饭，以奶粉为主食，口气不重，夜寐差，半夜易翻来覆去，易醒、哭闹。舌红，苔白、厚腻。

中医诊断：便秘。

西医诊断：便秘。

证候诊断：乳食积滞。

治法：健脾消积。

方药：异功散加减。

处方：熟党参12g，白术8g，茯神15g，蒸陈皮3g，酒肉苁蓉8g，鸡内金10g，糯稻根10g，连翘5g，莱菔子10g，麦芽15g，浮小麦15g，钩藤5g（后下），甘草4g。共3剂，每日1剂，水煎服。

按语：该患儿除大便干结外，伴胃纳差、夜寐不安等症，考虑为脾虚不运，食滞内停，积而化热，内扰心神所致。故以异功散健脾益气，酒肉苁蓉补肾益精、润肠通便以固本；鸡内金、麦芽、莱菔子消食导滞；连翘清肠热、"除心家客热"；茯神易茯苓，合浮小麦、钩藤养心平肝、安神定惊。

医案6　虚实夹杂

戴某，女，2岁6个月，就诊于2019年3月6日。

主诉：便秘1年余。

病史：患儿自1年余前起出现便秘，近半月大便每2至3日1次，质先硬后软，成形，食欲佳，口气不重，汗多，眠欠安，时翻来覆去，无发热，无呃逆，无腹胀、腹痛等不适。舌红，苔白、稍厚，指纹紫滞。

查体：腹平软，全腹无压痛，未扪及包块。

中医诊断：便秘。

西医诊断：便秘。

证候诊断：虚实夹杂。

治法：健脾补气，润肠通便。

方药：四君子汤合枳术丸加味。

处方：太子参15g，白术5g，茯苓12g，酒肉苁蓉10g，麸炒枳实5g，莱菔子10g，亚麻子10g，连翘6g，五指毛桃12g，浮小麦12g，钩藤5g（后下），甘草3g。共5剂，每日1剂，水煎服。

二诊（2019年3月27日）：服上药后，患儿便秘有所缓解，大便量较前增多，质较软易解。家属诉食肉后，大便易硬，呈羊屎状。出汗多，胃纳可，夜寐可，喜趴睡，现大便先硬后软，每日1次，气味不臭，小便调。唇红，舌尖红，有芒刺，指纹紫滞达于气关。

处方：太子参15g，白术8g，麸炒枳实5g，酒肉苁蓉10g，五指毛桃12g，莱菔子10g，亚麻子10g，浮小麦12g，钩藤5g（后下），炒酸枣仁10g，玄参8g，甘草3g。共7剂，每日1剂，水煎服。

121

按语：本案患儿大便先硬后软，平素汗多，夜寐不安，考虑为脾虚无力推动肠腑，大便积而不下，郁积化热，热扰心神，故见大便干结，夜寐不安；热迫津液外泄，故见汗多。因小儿脾常不足，故临证之时，紧扣脾虚之本，以四君子汤合枳术丸、五指毛桃健脾益气，佐以行气消滞，伍用酒肉苁蓉补肾润燥，辅以清心平肝之品，全方补中有消。复诊时，大便性状好转，然进食肉食后，大便易硬，唇红，舌尖红，有芒刺，故以玄参清热养阴生津，润肠通便。李宜瑞教授认为，小儿疾病易虚易实，易寒易热，故临证之时，多攻补兼施、寒温并用，对于便秘的治疗，充分体现了李宜瑞教授的这一观点。

医案7 脾虚气滞

唐某，男，5个月，就诊于2012年11月10日。

主诉：大便数日1次1个月余。

病史：患儿出生后4个月大便正常，每日1次，1个月余大便每4至5日1次，每次均需用开塞露方能解大便，大便呈软糊状。混合喂养，胃纳欠佳，体重增长正常，眠可，小便调。舌淡红，苔白，指纹色紫显于风关。

查体：营养中等，咽无充血，双侧扁桃体无肿大，心肺无异常。腹软，全腹未扪及包块，肠鸣音正常。

中医诊断：便秘。

西医诊断：便秘。

证候诊断：脾虚气滞。

治法：健脾益气，温润通便。

方药：异功散加减。

处方：太子参5g，茯苓10g，白术5g，炙甘草1.5g，陈皮3g，肉苁蓉8g，莱菔子5g，鸡内金5g，郁李仁5g，麦芽5g，酸枣仁5g。共3剂，每日1剂，水煎服。

二诊（2012年11月14日）：服上药后，患儿每日解大便1次，胃纳欠佳，眠可，小便调。舌淡红，苔白，指纹色紫达于风关。

处方：党参10g，茯苓10g，苍术5g，炙甘草1.5g，陈皮3g，莱菔子5g，鸡内金5g，麦芽5g，酸枣仁5g，白术5g，当归4g。共5剂，每日1剂，水煎服。

按语： 李宜瑞教授认为小儿便秘主要由于脾胃功能失调，气血阴阳不足。临证当辨虚实，药证相符，方可获效。无论虚实，均需注意小儿脾常不足之特点，不可一味行气导滞，否则往往更加损伤脾胃功能，便秘难愈。本案患儿为脾虚气滞，运化乏力，大肠传导失职所致，因此治以健脾理气为主。以异功散加减健脾行气导滞、养血活血，以陈皮、莱菔子理气，诸药合用，健脾胃，调气血，达良效。二诊时，便秘症状缓解，胃纳欠佳，以苍术、白术同用，健运脾胃，辅以陈皮调理气机，从而恢复脾之运化之功。

十二

腹　痛

医案1　肝郁气滞

张某，女，8岁，就诊于2013年2月19日。

主诉： 反复上腹部疼痛5个月余。

病史： 患儿5个月余前起出现反复腹痛，以脐周为主，一般数分钟后可自行缓解，无反酸，无嗳气，无呕吐，无发热，大便干，小便调，胃纳欠佳，夜寐安。舌红，苔白厚。

查体： 咽无充血，双侧扁桃体无肿大，心肺查体未见异常。腹平软，全腹无压痛及反跳痛，全腹未扪及包块，肠鸣音稍活跃。

中医诊断： 腹痛。

西医诊断： 功能性腹痛。

证候诊断： 肝郁气滞。

治法： 疏肝理气，和胃止痛。

方药： 腹痛必应汤加减。

处方： 柴胡6g，枳壳8g，苍术10g，莱菔子10g，白芍10g，蒲公英15g，救必应15g，香附10g，延胡索10g，甘草6g。共4剂，每日1剂，水煎服。

二诊（2013年2月24日）： 服上药后，患儿腹痛发作次数明显减少，胃纳增，大便较干，小便调。舌淡红，苔白。

处方：守上方，共4剂，煎服法同前。

> **按语**：李宜瑞教授认为，小儿功能性腹痛治当以调畅气机，疏通经脉为首务，同时应注意清热祛湿，消食健胃。据此，李宜瑞教授常用自拟方——腹痛必应汤加减治疗功能性腹痛。该方主要由柴胡、枳壳、救必应、蒲公英、香附、白芍、甘草、苍术、鸡内金等组成。该方以柴胡疏肝理气为君，枳壳行气消胀而不破气，与柴胡一升一降，疏畅气机；救必应、蒲公英清热祛湿、行气止痛；香附行气解郁，白芍、甘草和中缓急；以苍术燥湿运脾，鸡内金健胃消食为使，苍术苦温，与救必应苦寒相配，又可防其苦寒伤胃。由于本案患儿大便干，故去鸡内金之涩，加莱菔子消食导滞。

医案2　脾胃湿滞，湿郁化热

何某，女，5岁，就诊于2018年10月19日。

主诉：腹痛1周。

病史：患儿近1周来反复腹痛，以脐周疼痛为主，进食后疼痛明显，无口臭，无口干，胃纳一般，寐欠佳，烦躁，难入眠，小便偏黄，量不多，大便每2日1次，质偏烂。舌淡红，苔黄、稍厚。

　查体：腹平软，中上腹轻压痛，无反跳痛，未触及包块，肠鸣音存。

辅助检查：腹部超声提示肠系膜多发淋巴结肿大。

中医诊断：腹痛。

西医诊断：功能性腹痛。

证候诊断：脾胃湿滞，湿郁化热。

治法：运脾化湿，和胃理气。

方药：藿朴夏苓汤加减。

处方：姜厚朴4g，广藿香8g，法半夏5g，茯苓12g，甘草6g，制佛手7g，苍术8g，鸡内金6g，川楝子6g，山楂10g，茵陈8g。共4剂，每日1剂，水煎服。

二诊（2018年10月26日）：服上药后，患儿腹痛发作频率较前降低，胃纳一般，难寐，较烦躁，脾气倔，小便正常，大便每日1次，成形。舌淡红，苔白。

查体：腹平软，中上腹轻压痛，无反跳痛，未触及包块，肠鸣音存。

处方：姜厚朴4g，广藿香4g，法半夏5g，茯苓12g，甘草6g，制佛手7g，白术10g，鸡内金6g，川楝子6g，山楂10g，醋香附6g。共10剂，每日1剂，水煎服。

三诊（2018年11月16日）：服上药后，患儿腹痛较前缓解，发作次数减少，疼痛减轻，以中上腹痛为主，1至2min后可自行缓解，无呕吐、腹胀，其余症状大致同前。舌红，苔稍厚。

查体：腹平软，中上腹可疑压痛，无反跳痛，未触及包块，肠鸣音存。

处方：茯苓12g，甘草6g，制佛手7g，白术10g，鸡内金6g，救必应8g，醋香附6g，山楂8g，麸炒枳壳6g，柴胡8g，白芍8g。共7剂，每日1剂，水煎服。

按语：岭南地区河网密布，地湿上蒸，外界湿邪常盛，易困滞脾胃。脾胃呆滞，运化失健，易导致内生湿浊留聚，有形之邪阻滞气机，引起腹痛。初诊时，患儿出现烦躁、小便黄、大便烂，均为湿郁化热之象，以姜厚朴、广藿香、法半夏、苍术燥湿，茵陈清热利湿，茯苓运脾化湿，制佛手、川楝子行气止痛，鸡内金、山楂消食导滞。二诊时，热象减轻，方中去茵陈，加入醋香附疏肝理气止痛，白术健脾化湿。三诊时，湿邪阻滞气机，土虚木乘，肝气横逆犯胃，故以中上腹痛为主，以四逆散疏肝理气，继续运脾化湿加以消导，共奏化湿理气和中之效。

医案3　脾虚食滞

刘某，男，5岁，就诊于2018年6月20日。

主诉：反复脐周疼痛3个月。

病史：患儿3个月前起反复脐周腹痛，每次持续1至2min，可自行缓解，不定时发作，多于进食过程中出现，出汗多，偶有头晕，胃纳差，食量少，食则易吐，睡眠一般，梦呓、易哭，小便如常，大便每日3次，成形偏干，臭味不甚。舌淡，苔少。

查体：腹平软，全腹未触及包块，无压痛，肠鸣音存。

辅助检查：腹部超声提示肠系膜淋巴结肿大。

中医诊断：腹痛。

西医诊断：功能性腹痛。

证候诊断：脾虚食滞。

治法：健脾消积，理气止痛。

方药：四逆散合四君子汤加味。

处方：白术10g，太子参12g，茯苓15g，甘草3g，柴胡8g，白芍10g，麸炒枳壳5g，鸡内金10g，五指毛桃15g，制佛手6g，紫苏梗5g。共5剂，每日1剂，水煎服。

二诊（2018年7月6日）：服上药后，患儿腹痛发作次数较前减少，但饱食后仍较多，胃纳差，进食小半碗则欲呕，眠欠安，多翻身，盗汗，无打鼾、磨牙，小便正常，大便每日2至3次，成形，夹有未完全消化的食物，气味重。舌淡红，舌尖稍红，苔白，舌根部苔微黄。

查体：腹平软，全腹未触及包块，无压痛，肠鸣音存。

处方：白术10g，太子参12g，茯苓15g，甘草3g，柴胡8g，麸炒枳壳5g，鸡内金10g，五指毛桃15g，制佛手8g，焦山楂8g，砂仁4g（后下）。共7剂，每日1剂，水煎服。

按语：小儿脾常不足，调理脾胃是儿科治养之纲要。脾运化水谷，化生精微，滋养五脏，为后天之本，且有赖于肝的疏泄，肝气条达，使脾升胃降协调。本案患儿食入易吐，胃纳差，多汗，大便次数增多，舌淡，此为脾虚之象。一诊时，以四君子汤健脾益气，柴胡、麸炒枳壳、制佛手入肝经，疏肝、理气、止痛，白芍、甘草柔肝，五指毛桃为广东道地药材，味甘性平，可健脾行气利湿，辅以鸡内金消食导滞。二诊时，饱食后多发腹痛，易呕，大便完谷不化，为脾虚食积化热之象，方中砂仁辛散温通、行气化湿醒脾，焦山楂消食化积。

医案4　肝脾不和

李某，女，5岁，就诊于2018年8月17日。

主诉：反复腹痛1年余。

病史：患儿1年余前起出现间断性腹痛，以脐周为主，痛则欲泻，解出酸臭便后痛止。近2日腹痛发作频率增加，胃纳差，偏食，不喜肉类，睡眠可，小便正常，平素大便偏硬，成形，每2日1次。舌淡红，苔薄白。

查体：腹平软，全腹无压痛，肠鸣音存。

中医诊断：腹痛。

西医诊断：肠易激综合征。

证候诊断：肝脾不和。

治法：缓肝理脾。

方药：痛泻要方合四君子汤加减。

处方：太子参12g，茯苓15g，鸡内金10g，甘草4g，砂仁4g（后下），白芍10g，炒白扁豆15g，柴胡8g，白术10g，麸炒枳壳8g，防风6g，陈皮5g。共7剂，每日1剂，水煎服。

二诊（2018年8月24日）：服上药后，患儿前2日腹痛次数稍增，每日约4至5次，痛则作泻，解黄烂便后痛止，续服上药。近2日腹痛基本消失，胃纳差，眠可，小便调，大便稀烂，每日1至2次。舌尖红，苔薄白。

查体：腹平软，全腹无压痛，肠鸣音存。

处方：太子参15g，姜厚朴4g，茯苓15g，鸡内金10g，甘草4g，白芍10g，炒白扁豆15g，柴胡8g，白术10g，麸炒枳壳5g，防风6g，陈皮5g。共7剂，每日1剂，水煎服。

按语：本案患儿为肠易激综合征，其腹痛特点为痛则腹泻，泻后痛止，其证候特点是肝脾不和，脾虚肝乘，需扶土抑木，予以痛泻要方合四君子汤加减。白术健脾祛湿；白芍酸敛抑制肝气过亢，缓急止痛；防风散肝疏脾；陈皮理气和中。二诊时，患儿腹痛好转，继续调和肝脾，大便烂，以炒白扁豆健脾化湿，姜厚朴燥湿行气。

医案5 ▶ 脾胃湿热

黄某，女，7岁，就诊于2018年7月27日。

主诉：反复少腹痛2个月余。

病史：患儿2个月余前起间断少腹痛，晨起或晚间多发，每次发作持续约1min，自搽白花油或解大便后可缓解，平素头部汗多，口臭，有时腋下气味重，胃纳可，眠欠佳、易醒，小便调，大便质硬，呈颗粒状，每日1次。舌淡红，苔稍黄、厚腻。素日喜饮凉茶。

查体：腹平软，全腹未扪及包块，无压痛及反跳痛，肠鸣音存。

中医诊断：腹痛。

西医诊断：肠易激综合征。

证候诊断：脾胃湿热。

治法：清热祛湿，健脾和胃。

方药：四君子汤加减。

处方：太子参12g，苍术10g，茯苓15g，甘草4g，砂仁4g（后下），麸炒枳壳10g，连翘10g，制佛手10g，紫苏梗8g，莱菔子12g，茵陈8g。共10剂，每日1剂，水煎服。

二诊（2018年8月8日）：服上药后，患儿腹痛发作频率减少，发作时症状大致同前，口气、睡眠改善。舌淡红，苔白厚。

处方：太子参15g，苍术10g，茯苓15g，甘草4g，砂仁4g（后下），麸炒枳壳10g，连翘10g，制佛手10g，紫苏梗8g，莱菔子12g，柴胡8g，糯稻根15g。共10剂，每日1剂，水煎服。

按语：岭南小儿"阳盛之气常泄，阴湿之气常盛"。患儿素日常饮凉茶，脾阳受损，无法运化水湿，湿浊凝聚，气滞不行，故见腹痛；湿浊聚而化热，口臭，大便干结。初诊时以四君子汤健脾益气以扶正，李宜瑞教授结合小儿"脾健不在补而贵在运"的观点，以苍术易白术，加强运脾之功；茵陈清热利湿；连翘清热散结；莱菔子降气消食除胀，也可通便；紫苏梗理气止痛；砂仁、麸炒枳壳调理气机。患儿出汗多，湿热未清不宜敛汗，二诊时舌淡苔白，湿热之邪已化，可用糯稻根敛汗。对此患儿的治疗，在扶正的基础上，应着重于调理中焦气机，以恢复脾胃的正常运化功能。

医案6 肝脾不和

杨某，男，10岁，就诊于2018年9月28日。

主诉：腹痛1周。

病史：患儿自诉近1周时有腹痛，平均每日发作7至8次，饭前、饭后均有，持续约30s至2min不等，可自行缓解，喉间时有发声，语声低沉，胃纳一般，大便质偏稀，每日1至2次，小便正常，眠欠佳，做噩梦。舌质偏红，苔薄黄。既往有变应性鼻炎病史，现偶有鼻塞、流涕。

查体：上腹部轻压痛，其余无固定压痛。

中医诊断：腹痛；鼻鼽。

西医诊断：腹痛；变应性鼻炎。

证候诊断：肝脾不和。

治法：健脾补气，扶土抑木。

方药：四君子汤合四逆散加减。

处方：太子参12g，白术10g，茯苓15g，甘草3g，柴胡10g，白芍10g，枳壳6g，救必应10g，鸡内金10g，佛手8g，茵陈10g，焦山楂10g。共4剂，每日1剂，水煎服。

> **按语**：《血证论》曰："木之性主于疏泄，食气入胃，全赖肝木之气以疏泄之，而水谷乃化。"肝气不舒，横逆侮中焦脾土，脾失健运，气机壅塞，不通则痛。方用四君子汤合四逆散加减，方中柴胡疏肝解郁；白芍敛阴

柔肝，一散一收，一疏一养；枳壳替代四逆散原方中的枳实，因为枳壳作用缓和，长于行气宽中除胀；太子参、茯苓、白术健脾益气。全方共奏健脾补气、扶土抑木之功。早期气郁生湿热，因此加茵陈清利湿热，佛手疏肝理气，救必应清热利湿止痛。本案体现了李宜瑞教授肝脾同调的学术思想。

◆ 十三 ◆

厌 食

医案1 脾运失健，气阴不足

樊某，女，3岁，就诊于2012年10月10日。

主诉：不思饮食6个多月。

病史：患儿6个多月前因"急性扁桃体炎"发热，病后不思饮食，胃纳减少，大便干，小便调，汗多，夜寐尚可。舌尖红，苔白、剥脱。

查体：咽部轻度充血。心肺听诊无异常，腹部稍胀，腹平软，无压痛及反跳痛，肠鸣音正常。

中医诊断：厌食。

西医诊断：胃肠功能紊乱。

证候诊断：脾运失健，气阴不足。

治法：健脾益气兼养阴。

方药：自拟方。

处方：太子参12g，白术6g，五指毛桃15g，鸡内金10g，麦芽15g，莱菔子10g，木瓜10g，玄参10g，人参叶3g，糯稻根10g，甘草3g。共7剂，每日1剂，水煎服。

二诊（2012年11月17日）：服上药后，患儿胃纳好转，大便成形，质软，小便调，汗多，夜寐安。舌淡红，苔白。

查体：腹不胀，按之软，无压痛及反跳痛，肠鸣音正常。

处方：太子参10g，茯苓10g，白术6g，苍术8g，木香3g（后下），五指毛桃12g，防风2g，神曲5g，鸡内金6g，浮小麦12g，糯稻根15g，炙甘草3g。共5剂，每日1剂，水煎服。

按语：患儿在热性病后不思饮食，考虑为热邪耗伤气阴，病后失调所致，故初诊时予太子参、白术、五指毛桃健脾益气，人参叶养阴利咽，太子参养阴润肠通便，佐用鸡内金、麦芽、莱菔子消食导滞；木瓜，酸温，入手、足太阴，可酸甘养阴，和胃化湿，与玄参、白术同用，可土中泻木以助金；糯稻根养阴健胃，止汗，李宜瑞教授喜用该药治疗阴虚汗多、胃纳不佳之症。经治疗，患儿症状缓解，以玉屏风散合四君子汤善后。

医案2　气阴两虚

胡某，女，9岁，就诊于2014年4月30日。

主诉：胃纳差3个月。

病史：患儿近3个月来进食减少，腹胀，无嗳气泛酸，无呕吐，夜间汗出较多，大便时干时稀，眠安，小便正常。舌淡，苔花剥、稍白腻。既往有变应性鼻炎病史。

查体：形体稍瘦，腹平软，肠鸣音正常，手心热。

中医诊断：厌食。

西医诊断：胃肠功能紊乱。

证候诊断：气阴两虚。

治法：益气养阴，健脾助运。

方药：自拟方。

处方：太子参15g，五指毛桃15g，麦冬10g，炒白扁豆15g，鸡内金10g，麦芽15g，莱菔子10g，连翘10g，木瓜10g，糯稻根15g，浮小麦15g，甘草4g。共7剂，每日1剂，水煎服。

二诊（2014年5月7日）：服上药后，患儿厌食症状较前好转，无腹胀，大便质软、成形，夜间汗出仍较多。舌淡红，苔花剥。

处方：太子参15g，五指桃根15g，麦冬10g，鸡内金10g，麦芽15g，莱菔子10g，木瓜10g，糯稻根15g，浮小麦15g，甘草4g。共7剂，每日1剂，水煎服。

按语：李宜瑞教授认为小儿厌食之本在于脾胃虚弱，气阴不足。脾胃为后天之本、生化之源，长期厌食则生化乏源。而脾升胃降需要气阴推动，因此，本病的治疗重在脾胃，以补气阴、调气机为要。本案治以益气养阴、健脾助运为法，方中太子参、五指毛桃补益脾胃；炒白扁豆健脾化湿，同时可养脾阴；麦冬滋养胃阴；木瓜酸甘养阴，糯稻根养阴敛汗，乃因顾及阴液不足。全方益气养阴，健脾助运。

医案3　脾虚夹滞

何某，女，4岁，就诊于2018年9月28日。

主诉：胃纳差3年。

病史：患儿3年前起出现胃纳差，食量少，进食速度慢，偏食（偏好主食），口气重，夜眠一般，磨牙，偶有梦呓呼叫，哭闹时易呕吐，可自行缓解，怕热，大便每日1次，偶质硬难解，小便正常。舌淡红，舌根部苔稍白厚。

中医诊断：厌食。

西医诊断：消化不良。

证候诊断：脾虚夹滞。

治法：健脾消滞。

方药：异功散加减。

处方：太子参12g，白术8g，茯苓12g，陈皮5g，鸡内金5g，甘草3g，连翘8g，麦芽15g，枳壳4g，炒莱菔子8g。共5剂，每日1剂，水煎服。

按语：李宜瑞教授认为岭南地区小儿的脾胃疾病，除脾胃虚弱之外，往往由多种致病因素如痰湿、湿热、食滞共同导致，因此在治疗上应标本兼治。本案患儿怕热，舌根部苔较厚，为食滞化热之象。故以异功散健脾理气，配伍枳壳加强理气之力，以使中焦气机得复；鸡内金、麦芽、炒莱菔子消食导滞；连翘清热散结。

积　滞

医案1　脾虚湿滞

戴某，女，8岁，就诊于2018年8月1日。

主诉：胃纳差2年余。

病史：患儿长期胃纳差，食量少，偏食（喜食辛香煎炸物，少食蔬菜），面黄肌瘦，喜啃食指甲，时诉餐后腹痛，夜眠一般，间有流涎，需张口呼吸，大便质偏硬，1至2日1次，小便可。舌淡红，舌根部苔白、厚腻。既往有鼻炎病史，现间断打喷嚏、流涕。

查体：鼻黏膜苍白，鼻腔内未见分泌物。

中医诊断：积滞。

西医诊断：消化不良；变应性鼻炎。

证候诊断：脾虚湿滞。

治法：健脾燥湿，消食行滞。

方药：四君子汤合二陈汤加减。

处方：太子参15g，白术10g，茯苓12g，陈皮5g，甘草3g，五指毛桃15g，法半夏5g，鸡内金5g，石菖蒲10g，乌梅10g，莱菔子10g，麸炒枳壳6g。共7剂，每日1剂，水煎服。

按语：该患儿食量少、面黄、舌淡红、舌根部苔厚腻，为积滞脾虚夹湿之象。方中太子参、五指毛桃补益脾气；茯苓健脾渗湿；甘草益气调和诸药；法半夏、陈皮燥湿；大便偏硬，予莱菔子消食除胀；麸炒枳壳行气；乌梅酸、涩、平，可益气养阴、开胃生津，现代药理研究显示乌梅具有抗过敏的作用；石菖蒲味辛、性微温，可化湿开胃、散风理气，《神农本草经》载其"主风寒湿痹，咳逆上气，开心孔，补五脏，通九窍，明耳目，出音声"。本案患儿有慢性鼻炎症状，故李宜瑞教授在此用乌梅、石菖蒲，取其开窍敛肺之功效，乃一药多用。

医案2 脾虚夹积

黄某，女，2岁，就诊于2018年8月8日。

主诉：胃纳差2年。

病史：患儿自小胃纳差，食欲不振，有口气，眠差，难入睡，需怀抱哄睡，易醒、哭闹，可安抚，无盗汗，间有磨牙，喜吮食手指或玩具，脾气急、爱哭闹，大便质硬、色黑，每日1至2次，小便色偏黄。舌淡红，苔白厚、微黄。

中医诊断：积滞。

西医诊断：消化不良。

证候诊断：脾虚夹积。

治法：健脾益气，消食导滞。

方药：四君子汤合保和丸加减。

处方：太子参15g，鸡内金6g，糯稻根10g，甘草3g，连翘7g，莱菔子10g，麦芽10g，白术10g，五指毛桃15g，柴胡6g，合欢皮10g，茯神15g。共5剂，每日1剂，水煎服。

> **按语**：该患儿素体脾虚，胃纳差。伤食者，必恶食，内有所积，外必有所恶。胃不和则卧不安，食物积聚胃肠，影响睡眠质量，出现入睡困难、磨牙等症，患儿脾气急、爱哭闹为脾虚肝旺之象，舌淡红、舌苔白厚且微黄为脾虚食积化热之象。方中太子参、白术、五指毛桃健脾益气，麦芽消食，合欢皮、茯神宁心安神，连翘清热散结，莱菔子消食行气，其中合欢皮、麦芽亦能入肝经疏肝。

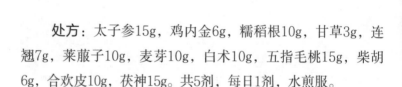

医案3　脾虚夹滞

徐某，男，3岁，就诊于2018年8月10日。

主诉：大便臭秽2年。

病史：患儿近2年喜咬被子、铅笔，在幼儿园时明显，胃纳可，出汗多，口气不大，脾气暴躁，睡眠一般，易翻来覆去，大便每2日1次，臭秽、成形，小便可。舌淡红，苔薄白，脉弦。

查体：面色无华，腹部平软，无压痛。

辅助检查：血液分析为血红蛋白105g/L，血小板380×10^9/L（注：既往有地中海贫血史）。

中医诊断：积滞。

西医诊断：消化不良。

证候诊断：脾虚夹滞。

治法：健脾益气，消食导滞。

方药：四君子汤加减。

处方：太子参15g，白术6g，茯神10g，莲子15g，白芍10g，连翘10g，莱菔子10g，净山楂10g，浮小麦15g，糯稻根15g，甘草3g。共5剂，每日1剂，水煎服。

按语：本案患儿以大便臭秽为主诉就诊，观其脉证，考虑为脾虚不运，食滞化热，热扰心神，故夜间睡眠不佳，辗转反侧；脾虚肝旺，故脾气暴躁；汗多为热迫津外泄所致。其核心病机为脾胃虚弱，故以太子参、白术、莲子健脾益气助运，少佐莱菔子、净山楂消食导滞，茯神易茯苓宁心安神，白芍柔肝敛阴，连翘清心散热，浮小麦、糯稻根固表止汗，益气生津。整方药味平和，体现了李宜瑞教授治疗脾胃病的用药特点，她强调在厌食、积滞、疳积等疾病的治疗过程中，虽有脾胃不足的本虚，然而，因脾运无力易致食积之标。因此在本病的治疗中一忌滥补，多用峻补阳气或滋腻之品，可致胃气呆滞，运化失调；二忌急于求成，多用、久用消导之品，消伐胃气，欲速而不达。故李宜瑞教授强调本病之治疗需平补、缓补，消补结合，可获良效。

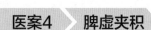

医案4 **脾虚夹积**

何某，女，2岁，就诊于2019年5月31日。

主诉：入睡困难3个月余。

病史：患儿入睡困难3个月余，10点准备入睡，11点30分才睡着，夜间易醒、易哭闹，入睡前多汗，易疲倦，口气重，胃纳少，大便1至2日1次，质干、成形，偶如羊屎状，小便正常，汗多。舌淡红，苔白厚。

查体：体重为11.5kg，咽无充血，腹稍胀，按之软，未扪及包块，无压痛，叩诊鼓音。

中医诊断：积滞。

西医诊断：消化不良。

证候诊断：脾虚夹积。

治法：健脾消积，行气化湿。

方药：异功散合保和丸加减。

处方：太子参12g，白术8g，茯神12g，蒸陈皮5g，鸡内金5g，麦芽15g，净山楂5g，莱菔子10g，连翘7g，糯稻根10g，炒酸枣仁10g，合欢皮7g，甘草3g。共5剂，每日1剂，水煎服。

二诊（2019年6月12日）：服上药后，患儿入睡较前改善，但时间仍稍长，睡时无惊醒，昨日出现鼻塞，流清涕，无发热，无咳嗽、咳痰，稍有口气，易出汗，胃纳欠佳，食量少，大便每日1次，先软后烂，小便正常。舌淡红，苔稍腻。

处方一：太子参12g，茯神12g，白术6g，蒸陈皮5g，甘草3g，莱菔子10g，鸡内金5g，麦芽15g，净山楂5g，紫苏梗

5g，连翘8g，神曲5g（包煎）。共2剂，每日1剂，水煎服。

处方二：太子参12g，茯神12g，鸡内金5g，糯稻根10g，甘草3g，莱菔子10g，麦芽15g，白术8g，蒸陈皮5g，净山楂5g，炒酸枣仁10g，合欢皮7g，紫苏梗5g。共5剂，服尽处方一后开始服，每日1剂，水煎服。

三诊（2019年6月28日）：服上药后，患儿诉睡眠稍烦躁，停药后睡眠改善，现入睡时间仍较长，无烦躁。舌红，苔厚。

查体：咽无充血，听诊双肺未见明显异常。

处方：太子参12g，茯神12g，白术5g，蒸陈皮5g，糯稻根10g，莱菔子10g，鸡内金5g，麦芽15g，净山楂5g，连翘6g，炒酸枣仁10g，甘草3g。共5剂，每日1剂，水煎服。

四诊（2019年7月6日）：服上药后，患儿胃纳改善，以米饭、粥、面食为主，牛奶为辅，眠一般，入睡晚，大便质软、成形，每日1次，小便正常，平时饮水量少（<100mL）。舌红，苔白，舌根部苔厚。

处方：太子参12g，白术8g，苍术6g，茯神10g，蒸陈皮3g，砂仁3g（后下），莲子15g，五指毛桃15g，鸡内金5g，麦芽10g，龙骨12g（先煎），甘草4g。共7剂，每日1剂，水煎服。

按语：《黄帝内经》云"胃不和则卧不安"。脾喜燥、胃喜润，脾多湿证，胃多燥证，脾胃分治，当别阴阳，只有脾胃和合，五脏相安，气机通畅，阴阳互济，才能纳化正常，身体健康。胃的受纳腐熟能力有限，饮食不

节使胃不胜其劳而受损，则胃气不得通降，浊邪躁扰神明导致失眠。初诊时治以健脾消食，和胃降浊为法。予异功散合保和丸加减。方中太子参、白术健脾化湿；蒸陈皮和胃化痰；净山楂、麦芽、莱菔子消食导滞，行气除胀；连翘清解食积所生之热；糯稻根濡养脾阴；炒酸枣仁、合欢皮宁心安神。二诊时，患儿出现外感症状，去糯稻根，加紫苏梗芳香醒脾理气；神曲加强消食导滞之效，外感消除后，继续予糯稻根滋阴敛汗。经治疗后，继续以健运脾胃为主，用炒酸枣仁、茯神、龙骨等安神，补虚泻实，调整脏腑阴阳。本案患儿虽因"入睡困难"就诊，然其证候之本为脾虚食滞，故临证之时，抓住核心病机，方能获得良效。

疳　证

医案1　脾虚夹积

郑某，男，2岁，就诊于2019年6月12日。

主诉：反复腹胀1年余。

病史：家属诉患儿反复腹胀1年余，尤其进食肉类、青菜后明显，平素大便3至4日1次，时质干结，如羊屎状，时先干后硬，小便可，进食量少，眠时汗多。1岁时开始添加辅食，现喂食米粥、鱼肉碎。形体消瘦，体重7.5kg，舌淡红，苔薄白，指纹淡红。既往有牛奶蛋白过敏史，现服用深度水解蛋白奶粉。

中医诊断：疳证。

西医诊断：消化不良。

证候诊断：脾虚夹积。

治法：健脾消积，行气化湿。

方药：异功散加味。

处方：太子参12g，白术8g，苍术6g，茯苓12g，蒸陈皮5g，麸炒枳壳4g，鸡内金5g，炒莱菔子8g，白豆蔻3g（后下），龙骨12g（先煎），焦山楂5g，炒麦芽10g，甘草3g。共7剂，每日1剂，水煎服。

二诊（2019年6月26日）：服药3剂后，患儿不慎外感发热，热退后再次服药，家属在给予肉类、青菜等辅食后，患儿腹胀较前明显好转，进食量增加，大便每日1次，初质软、成形，后较稀，汗多，眠可，小便正常。舌淡红，苔白。

查体：咽不红，双肺呼吸音稍粗，未闻及明显干、湿啰音。

处方：太子参12g，鸡内金5g，甘草3g，蒸陈皮3g，茯苓12g，麸炒枳壳4g，白术8g，龙骨12g（先煎），糯稻根12g，浮小麦15g，莱菔子10g，木瓜8g。共7剂，每日1剂，水煎服。

三诊（2019年7月5日）：服上药后，患儿前症好转，汗减，进食西红柿后腹泻。舌淡红，舌中后部苔白、厚腻。

处方：太子参12g，茯苓12g，白术8g，蒸陈皮3g，白豆蔻2.5g（后下），炒白扁豆10g，鸡内金5g，焦山楂5g，龙骨12g（先煎），糯稻根12g，浮小麦15g，甘草3g。共7剂，每日1剂，水煎服。

按语：钱乙在《小儿药证直诀》中曰："疳皆脾胃病，亡津液之所作也。"他明确提出了疳证的病位在脾胃，病机主要是脾胃功能虚弱，气血亏虚，津液枯涸，不能濡养脏腑、肌肉所致。初诊时以健运脾胃，佐以消食导滞为法，临证以异功散健脾理气，炒莱菔子、麸炒枳壳理气消积，伍用白术、苍术、白豆蔻运脾燥湿，焦山楂、炒麦芽消食助运，龙骨收敛止汗。二诊时，腹胀好转，然外感热病瘥后，存在阴液受损的情况。治宜益气养阴，健脾助运。在前方的基础上，以木瓜酸甘化阴、消食和胃；糯稻根既可滋养胃阴，又可收敛止汗；同时

伍用龙骨、浮小麦收敛止汗。三诊时，症状好转，效不更方，加用白豆蔻温中理气，焦山楂消食助运。山楂可消食导滞，善消肉食积滞，炒至外面至焦褐色为焦山楂，味酸微涩，消食导滞作用增强。

医案2　脾虚失运，兼有外感

郑某，男，1岁，就诊于2018年11月9日。

主诉：体重不增6个月，发热半日。

病史：患儿自6个月后体重未见明显增长，素日进食量少，进食速度慢，1日前出现鼻塞，流浊涕，打喷嚏，半日前出现低热（当时未测体温），无咳嗽，无呕吐，汗较多，进食量少，眠佳，大便3至4日1次，质偏硬，小便正常。舌淡，苔薄。

查体：形体消瘦，咽稍红，心肺查体无异常。

中医诊断：疳证；感冒。

西医诊断：营养不良；风热证。

证候诊断：脾虚失运，兼有外感。

治法：消积理脾，疏风清热。

方药：自拟方。

处方：太子参10g，鸡内金5g，莱菔子6g，麦芽10g，桑叶5g，连翘6g，紫苏梗5g，桔梗5g，青蒿5g（后下），北柴胡5g，甘草3g。共5剂，每日1剂，水煎服。

二诊（2018年11月14日）：服上药后，患儿流浊涕较前减少，偶有咳嗽，痰少，汗较多，无发热，进食量较前稍增，眠佳，大便3至4日1次，质先硬后软，夹有残渣，小便正常。舌红，舌中部苔稍厚。

查体：咽无充血，心肺体查无异常。

处方一：太子参12g，鸡内金5g，甘草3g，炒莱菔子6g，麦芽10g，紫苏梗5g，五指毛桃12g，防风4g，白术6g，蒸陈皮3g，焦山楂5g，茯苓10g。共5剂，每日1剂，水煎服。

处方二：健脾消积颗粒每次10g，每日2次，饭后服，共1瓶。

按语：本案为疳证兼有外感，体现了李宜瑞教授攻补兼施、温清并用、宣肃并举的用药特点。初诊时，患儿发热，以北柴胡、青蒿退热。青蒿与北柴胡皆归于肝胆经，均可用于寒热往来之证，为退热之常用效药。两药须相配伍为用，清热之效更强，能疏肝开郁而使内郁之热得以宣散，伏热之邪得以清除，北柴胡易伤阴，故配青蒿防止伤阴。桑叶、紫苏梗、桔梗、连翘以风药散郁火。二诊时，患儿热退，治法应以消积导滞、健运脾胃为主，通过调理脾胃，助其纳化，以达气血丰盈、津液充盛、脏腑得养之目的。

医案3　脾虚不运

李某，女，9岁，就诊于2019年1月16日。

主诉：体重、身高低于正常值6年余。

病史：家属发现患儿身高偏矮、体重偏小6年余。目前患儿身高125cm，体重20kg，平时食欲不佳，怕热，汗不多，无多饮多尿，无夜间磨牙、腹痛，夜眠安，大便硬，2至3日1次，小便正常。舌红，苔白，中部边缘剥苔。

中医诊断：疳证。

西医诊断：营养不良。

证候诊断：脾虚不运。

治法：健脾助运。

方药：健脾丸加味。

处方：太子参15g，白术10g，蒸陈皮5g，麦芽15g，麸炒枳实5g，焦山楂6g，鸡内金10g，糯稻根15g，甘草4g，莱菔子10g，山药15g，炒白扁豆15g。共5剂，每日1剂，水煎服。

二诊（2019年1月23日）：服上药后，患儿食欲好转，不怕热，汗不多。近2日鼻塞，流黄涕，无咽痛咽痒，偶有咳嗽，无痰，无发热、恶寒，无头晕、头痛，眠可，二便调。舌淡，舌尖稍红，苔白。

查体：唇红，咽稍红，双肺听诊无异常。

处方一：太子参15g，鸡内金10g，糯稻根15g，甘草4g，莱菔子10g，麦芽15g，白术10g，麸炒枳壳5g，山药15g，蒸陈皮5g，炒白扁豆15g，焦山楂6g。共14剂，每日1剂，水煎服。

处方二：甘草3g，苦杏仁8g，薄荷3g（后下），辛夷5g，防风6g，枇杷叶6g，板蓝根10g，桑叶8g，连翘8g，紫苏梗6g，净山楂10g，神曲8g（包煎）。共3剂，每日1剂，水煎服。

按语："积为疳之母，无积不成疳"，患儿脾虚积滞日久，气阴耗伤，导致营养不良，形体消瘦，虚中夹实。

初诊时予健脾丸加味，方中太子参、白术、炒白扁豆健脾，山药补脾气又益脾阴，麸炒枳实消积化痞，焦山楂、莱菔子、麦芽消食，补消同用，防伤正气。二诊时患儿出现感冒夹滞，急则治其标，以桑菊饮加减，紫苏梗理气解表，净山楂、神曲消食导滞。其后仍予健脾丸加味调理。

十六

口　疮

医案1　风热乘脾

吴某，男，5岁，就诊于2018年9月14日。

主诉：口腔溃疡2日，发热半日。

病史：2日前，家属发现患儿出现口腔溃疡，昨晚起开始低热，热峰38.1℃，自服用柴葛感冒退热颗粒后体温降至正常值，进食量减少，可饮水，偶有清涕，鼻塞，口不臭，大便尚调，小便稍黄。舌红，苔白厚。

查体：咽峡部充血，舌面及颊黏膜少许溃疡，手足未见皮疹。

中医诊断：口疮。

西医诊断：溃疡性口炎。

证候诊断：风热乘脾。

治法：疏风清热，化湿消滞。

方药：银翘散加减。

处方：金银花7g，连翘7g，淡竹叶4g，薄荷2g（后下），广藿香7g，青蒿8g（后下），茯苓10g，神曲5g，净山楂6g，甘草4g。共5剂，每日1剂，水煎服。

按语：本证多因外感引起，外感风热邪毒，内应脾胃，上熏口舌，发为口疮。故治以疏风清热，化湿消滞，以银翘散加减为方。方中金银花、连翘、淡竹叶疏散风热，清热解毒；薄荷善疏散上焦风热，兼解毒利咽；青蒿解热；因岭南地区气候潮湿，小儿脾常不足，感邪后易合湿邪为患，舌苔白厚，故以广藿香芳香化湿、疏散外邪，伍用茯苓健脾渗湿，以避免寒凉之品伤及脾胃；佐以神曲、净山楂消食导滞。本方量小而配伍精当，乃因小儿为"纯阳之体"，具有"脏气轻灵，随拨随应"之特点。

医案2 风热夹湿

吴某，女，6岁，就诊于2014年1月15日。

主诉：疱疹5日。

病史：患儿7日前开始发热，经治疗（具体经过不详）5日后热退，5日前发现臀部有数粒丘疹，无疱液。无鼻塞、流涕，无咳嗽，无呕吐，大便溏，每日2次，量不多，无黏液、脓血，小便黄，胃纳一般。舌红，舌尖有芒刺，苔白厚，指纹紫达于风关。

查体：咽红，咽峡部可见数粒疱疹，臀周亦见数粒疱疹，手足未见皮疹。

辅助检查：血细胞分析检查无异常。

中医诊断：口疮。

西医诊断：疱疹性咽峡炎。

证候诊断：风热夹湿。

治法：疏风清热祛湿。

方药：自拟方。

处方：薄荷3g（后下），浙贝母10g，连翘10g，木蝴蝶4g，桔梗8g，板蓝根10g，茵陈10g，火炭母8g，蒲公英12g，山楂8g，神曲10g，甘草4g。共3剂，每日1剂，水煎服。

> **按语**：脾开窍于口，心开窍于舌，不慎外感风热之邪，引动心脾两经内热，循经上炎，蒸于口舌黏膜，致使口舌生疮。小儿具有易寒易热、易虚易实的病理特点，若迁延失治，邪热可伤及阴分，出现阴虚火旺之证候。岭南地区气候湿热，而风邪为百病之长，易合邪为患。本案患儿即为风热夹湿证候，应在疏风清热利咽的基础上以火炭母、茵陈清热祛湿。

医案3　心脾积热

李某，女，3岁3个月，就诊于2014年8月8日。

主诉：反复口腔溃疡1个月。

病史：患儿1个多月前开始出现口腔溃疡，反复发作，以舌边尖为多，无发热，胃纳一般，口气臭秽，大便偏干，2至3日1次，睡眠欠安稳，出汗不多。舌红，苔薄黄。

查体：舌边尖可见多个溃疡，周围红晕，咽部无充血，双侧扁桃体无肿大。

辅助检查：血细胞分析、免疫五项、抗核抗体、抗双链DNA抗体检查均未见异常。

中医诊断：口疮。

西医诊断：溃疡性口炎。

证候诊断：心脾积热。

治法：清心泻脾。

方药：导赤散加减。

处方：淡竹叶6g，通草5g，栀子6g，生地黄10g，生石膏12g，连翘10g，茵陈10g，灯心草2扎，麦芽15g，甘草5g。共5剂，每日1剂，水煎服。另以珍珠末外用。

二诊（2014年8月13日）：服上药后，患儿口腔溃疡较前好转，无发热，无咳嗽，晨起口气大，胃纳可，大便质软、成形，每日1次，小便调，睡眠安。舌红，苔薄白。

查体：舌尖见2个溃疡点，咽部无充血，双侧扁桃体无肿大，心肺听诊无异常。

处方：守上方7剂，每日1剂，水煎服。继续以珍珠末外用。

三诊（2014年8月20日）：服上药后，患儿口腔溃疡消失，无口臭，胃纳可，大便质软成形，每日1次，小便调，睡眠安。舌红，苔薄白。

查体：咽部无充血，双侧扁桃体无肿大，心肺听诊无异常。

处方：上方去连翘、茵陈、生石膏，加赤芍4g，浮小麦15g。共5剂，每日1剂，水煎服。

按语：本案为反复发作的口疮，证候诊断为心脾积热。小儿脾常不足，易因喂养不当导致食积内生，蕴而生热，邪热内侵心脾，外发为口疮。治以清心泻脾为主，予导赤散加减。以淡竹叶、栀子、灯心草清心火，通草导热下行，连翘、生石膏清脾胃之火，生地黄凉血滋阴，茵陈清利湿热。经过治疗，患儿口气臭秽症状消失，大便由硬转软，说明心脾积热已泻，故去连翘、茵陈、生石膏，加赤芍以散邪消痛，浮小麦入心经，甘凉除虚热。

医案4 心火上炎

黄某，男，4岁6个月，就诊于2012年12月12日。

主诉：反复口腔溃疡1个月。

病史：患儿1个多月前出现感冒发热，之后颊黏膜、舌面出现口腔溃疡，反复发作，口臭，无咳嗽，无流涕，睡眠时鼻塞，汗多，大便干，3至4日1次，味臭秽，尿黄味臭。舌红，舌尖有芒刺，苔白厚。既往有变应性鼻炎病史。否认有食物及药物过敏史。

查体：咽红，心肺腹查体无异常，手足臀部无皮疹。

中医诊断：口疮。

西医诊断：复发性口腔溃疡。

证候诊断：心火上炎。

治法：养阴清热，清心导赤。

方药：导赤散加减。

处方：生地黄12g，玄参10g，淡竹叶8g，灯心草2扎，桔梗10g，糯稻根10g，麻黄根10g，鸡内金10g，辛夷花6g，黑大豆皮10g，甘草5g。共5剂，每日1剂，水煎服。予康复新液外涂溃疡处，注意口腔的清洁卫生。

按语：小儿为稚阴稚阳之体，外感热病，易耗伤阴液，未得及时调理，又迁延失治，使得虚火上浮，熏灼口腔而发为口疮；心火下移小肠，故尿黄味臭。治以养阴清热、清心导赤为法。以淡竹叶、灯心草清心降火，生地黄、玄参凉血养阴，黑大豆皮、辛夷花疏风祛邪，桔梗、甘草清利咽喉，糯稻根、麻黄根敛汗。

医案5　心脾积热

卓某，男，2岁5个月，就诊于2014年6月26日。

主诉：不欲饮食3日。

病史：患儿于3日前开始哭闹不休，不思饮食，口臭，无发热、恶寒，无咳嗽、咳痰，无鼻塞、流涕，无腹泻，眠差，哭闹易醒，小便黄，平素大便干。舌红，苔黄、厚腻，指纹紫红达于气关。

查体：咽红，双侧扁桃体Ⅰ度肿大，口腔颊黏膜、舌面见溃疡点，表面覆有一层淡黄色假膜，溃疡周围黏膜充血，心肺腹查体未见异常。

中医诊断：口疮。

西医诊断：溃疡性口炎。

证候诊断：心脾积热。

治法：清热解毒，清心泻脾。

方药：泻黄散加味。

处方：生石膏15g，栀子4g，防风10g，广藿香10g，薏苡仁15g，苦杏仁10g，白豆蔻5g，姜厚朴8g，通草5g，生地黄8g，牡丹皮8g，蒲公英15g，黄连3g，柴胡10g，升麻6g。共3剂，每日1剂，水煎服。

> **按语**：患儿素日大便干结，易致肠腑积热，循经上炎，熏灼口舌从而出现口舌糜烂。常伴烦躁不安、不愿进食等症状。故以泻黄散为主方，清泻脾中伏火。方中以生石膏、栀子泻脾胃积热；防风疏散脾经伏火；广藿香芳香醒脾。同时，以苦杏仁、白豆蔻、薏苡仁清利三焦湿热，蒲公英、黄连善清肠腑之积热；生地黄、牡丹皮清热养阴，防湿热伤阴；柴胡、升麻、通草调理气机；姜厚朴行气化湿。诸药配合，以达清心泻脾之功。

医案6 风热夹湿

黎某，女，1岁，就诊于2018年10月17日。

主诉：鼻塞、流涕3日。

病史：患儿3日前开始出现鼻塞、流清涕，偶有干咳，出汗多，盗汗尤甚，胃纳差，口臭，眠欠安，夜间鼻塞加重，易醒，小便正常，大便2日1次，质烂。舌淡，苔白厚，舌中部苔稍黄。

查体：咽峡、颊黏膜可见数个疱疹，手足、臀部等未见疱疹。

中医诊断：口疮。

西医诊断：疱疹性咽峡炎。

证候诊断：风热夹湿。

治法：疏风清热，解表化湿。

方药：银翘散加减。

处方：金银花6g，连翘8g，淡竹叶4g，牛蒡子5g，薄荷2.5g（后下），板蓝根10g，防风4g，辛夷3g，广藿香8g，神曲5g（包煎），五指毛桃12g。共3剂，每日1剂，水煎服。

> **按语**：患儿因外感风热邪毒，伤于肺络，故有鼻塞、流涕等外感症状；火热熏灼口咽，故出现咽峡疱疹；风热内传脾胃，与湿气相搏，运化失调，故出现胃纳差、大便烂、口臭等症状。遂以疏风清热、解表化湿为治法，方选银翘散加减，方中以板蓝根加强清热解毒之效；防风配辛夷解表散风，能有效缓解鼻塞、流涕等症状；广藿香、神曲加五指毛桃，能宽中理气，消食导滞，健脾利湿。全方抓住风热夹湿的主要病机特点，标本兼顾，用药精当。

呕　　吐

医案1　外邪犯胃

陈某，男，5岁，就诊于2018年12月7日。

主诉：咳嗽、呕吐半日。

病史：患儿今晨起出现咳嗽，连声咳，痰多未咳出，呕吐胃内容物1次，伴鼻塞，无流涕，恶寒，疲倦，无咽痛，无头痛，腹痛。8日前曾出现发热，热峰38.1℃，服用中药3日后热退。现无发热，汗多，胃纳一般，偏食，眠可，大便软，小便正常。舌淡红，苔薄白。

查体：咽充血，双侧扁桃体无肿大，双肺听诊呼吸音清，未闻及干、湿啰音。

中医诊断：呕吐。

西医诊断：急性上呼吸道感染。

证候诊断：外邪犯胃。

治法：疏风散寒，健脾和胃。

方药：藿香正气散加减。

处方：广藿香10g，紫苏叶8g，白芷4g，化橘红5g，甘草3g，防风5g，茯苓12g，麸炒枳壳5g，荆芥穗5g，北柴胡10g，前胡10g，神曲10g（包煎）。共3剂，每日1剂，水煎服。

按语：该患儿呕吐时伴有咳嗽、恶寒、鼻塞，考虑为外邪犯胃引起的呕吐，故当以藿香正气散加减治疗。其中广藿香辛温芳香，外散风寒，内化湿滞，辟秽和中；紫苏叶、白芷辛温发散，助广藿香外散风寒，紫苏叶尚可醒脾宽中、行气止呕；陈皮偏于入脾经，健脾和胃效果较好，化橘红偏于入肺经，止咳化痰效果更佳，因患儿同时咳嗽、痰多，故用化橘红代替陈皮，加强化痰止咳之效。

医案2 肝胃不和

黄某，男，6岁，就诊于2018年6月1日。

主诉：恶心干呕半年。

病史：患儿半年前出现恶心干呕，吃饭时出现，无胃内容物呕出，脾气大，自觉烦闷，胃纳差，食量少，偏食，偶有腹痛，以脐周为主，可自行缓解，偶有腹胀，口气不大，眠差，难以入睡，大便1至2日1次，质偏干。舌淡，舌尖红，苔微黄。

查体：神清，精神可，咽充血，双侧扁桃体Ⅱ度肿大，腹平软，压之不痛，无明显症瘕包块。

中医诊断：呕吐。

西医诊断：胃肠功能紊乱。

证候诊断：肝胃不和。

治法：清肝和胃，健脾消积。

方药：四君子汤合四逆散加减。

处方：白术10g，太子参15g，茯苓15g，甘草3g，北柴胡8g，白芍10g，麸炒枳壳5g，鸡内金10g，制佛手10g，柿蒂10g，麦芽15g。共5剂，每日1剂，水煎服。

> **按语**：《灵枢·经脉篇》云："足厥阴肝所生病者，胸满呕逆；况五行之生克，木动则必犯土。"该患儿脾气大，自觉烦闷，舌红苔微黄，考虑有肝气犯胃，同时患儿胃纳差，食量少，偏食，考虑有脾虚夹滞，故本案可以四君子汤合四逆散加减治疗。其中加用制佛手疏肝理气，和胃止痛；柿蒂有加强降逆止呕之功效。

医案3　乳食内积

杨某，男，4岁，就诊于2017年10月11日。

主诉：间断呕吐伴腹部不适6日。

病史：患儿6日前因暴饮暴食呕吐胃内容物6至7次，非喷射状，食入即吐，伴腹部不适，无大便，至我院急诊就诊后，呕吐症状改善，但仍有腹痛，昨日再次呕吐1次，非喷射状，呕吐物为胃内容物，味酸臭。现患儿精神一般，无呕吐，无咳嗽及发热，饭后呃逆多，汗出多，腹痛，大便2至3日1次，腥臭，呈稀水样或糊状，小便少，胃纳差，眠差，入睡困难。舌淡，苔厚腻。

中医诊断：呕吐。

西医诊断：胃肠功能紊乱。

证候诊断：乳食内积。

治法：健脾消积，降逆和胃。

方药：保和丸加减。

处方：连翘8g，莱菔子10g，麦芽15g，净山楂5g，醋香附5g，麸炒枳壳5g，法半夏5g，蒸陈皮5g，姜厚朴4g，甘草3g。共2剂，每日1剂，水煎服。

按语：呕吐病机在于胃失和降，胃气上逆，故以和胃降逆为基本原则。但因其病因复杂，故当辨明病因以治本。该患儿有明显的伤食病史，食积中阻，脾胃升降失职，浊阴不降则呕吐，清阳不升则泄泻，故当以消食导滞，和胃止呕为主。方中净山楂、麦芽、莱菔子同用可消饮食积滞，佐以法半夏、蒸陈皮行气化滞，和胃止呕；患儿腹痛明显，故加用醋香附、麸炒枳壳调节中焦气机，行气止痛。此外因食积易于化热，故佐以连翘，既可散结以助消积，又可清解食积所生之热。

儿童多动症

医案1　肾虚肝亢

曾某，男，7岁，就诊于2019年6月5日。

主诉：发现多动、注意力不集中4年。

病史：患儿自上幼儿园始，老师诉其好动、注意力不集中，小动作多，需经常督促方能完成作业，易发脾气，与同学关系不佳。记忆力好，学习成绩中等偏上，睡眠尚安，夜间汗多，胃纳正常。舌偏红，苔薄黄。

中医诊断：儿童多动症。

西医诊断：注意缺陷多动障碍。

证候诊断：肾虚肝亢。

治法：滋肾平肝，宁神定志。

方药：益智宁方加减。

处方：熟地黄15g，酒山茱萸10g，茯苓15g，醋龟甲12g（先煎），龙骨16g（先煎），牡蛎15g（先煎），珍珠母15g（先煎），制远志8g，石菖蒲10g，白芍10g，浮小麦20g，合欢皮10g。共7剂，每日1剂，水煎服。

按语：本案患儿多动，注意力不集中，易发脾气，盗汗，此为肾阴不足、肝阳偏亢、心神不宁之征象，当以滋肾平肝、宁神定志为法，对此李宜瑞教授常用自拟益智宁方加减治之。该方由左归饮合孔圣枕中丹化裁而来，以熟地黄、酒山茱萸滋阴补肾，醋龟甲、龙骨平肝潜阳；石菖蒲、制远志开窍宁神、强志聪明，配以白芍敛阴柔肝、平抑肝阳，合欢皮安神除烦等。本案再予珍珠母、牡蛎、浮小麦，加强镇肝、宁心、敛汗之功。

医案2　心脾不足

冯某，男，8岁，就诊于2019年3月8日。

主诉：发现注意力不集中1年余。

病史：患儿自上小学以来，上课注意力不集中，小动作多，理解能力欠佳，学习成绩差，考试基本不及格，常自言自语，与他人关系欠融洽，但无攻击性，做作业易分心，拖拉磨蹭，字体潦草，经常心情抑郁，汗多，易疲倦，胃纳尚可，夜寐不安，大便3至4日一次，成形，小便正常。舌淡，苔白。第2胎，足月顺产，3岁时曾患川崎病。

中医诊断：儿童多动症。

西医诊断：注意缺陷多动障碍。

证候诊断：心脾不足。

治法：健脾益气，宁心安神。

方药：调神方加减。

处方：太子参15g，茯苓15g，白术10g，龙骨15g（先煎），石菖蒲10g，制远志10g，五指毛桃20g，合欢皮10g，浮小麦15g，郁金10g，白芍10g，益智仁10g，甘草4g。共14剂，每日1剂，水煎服。

二诊（2019年4月17日）：服上药后，患儿精神好转，情绪较前改善，上课、做作业时注意力仍欠集中，汗出减少，胃纳一般，进食中有痞闷不适感，停止进食约半小时后不适感消失，眠可，小便调，大便先干后软，2日1次。舌淡，苔白。

处方：太子参15g，茯苓15g，白术10g，龙骨15g（先煎），石菖蒲10g，制远志10g，五指毛桃20g，合欢皮10g，浮小麦15g，郁金10g，益智仁10g，海螵蛸12g，浙贝母10g，甘草4g。共14剂，每日1剂，水煎服。

三诊（2019年6月14日）：服上药后，家属诉患儿做作业专注时间较前延长，但偶感焦虑，胃纳尚可，眠可，大便2日1次，质正常，小便调。舌淡，苔白、稍厚，见少许芒刺。

处方：太子参15g，茯苓15g，白术10g，龙骨15g（先煎），石菖蒲10g，制远志10g，五指毛桃20g，合欢皮10g，浮小麦15g，郁金10g，素馨花8g，甘草4g，鸡血藤15g。共14剂，每日1剂，水煎服。

四诊（2019年7月5日）：近期患儿因考试压力大，情绪焦虑，精神疲惫，易乏力，胃纳差，无反酸嗳气，入睡困难，二便调。舌淡，苔白厚。

查体：上腹轻压痛。

处方：太子参15g，茯苓15g，白术10g，龙骨15g（先煎），石菖蒲10g，制远志10g，五指毛桃20g，合欢皮10g，郁金10g，甘草3g，首乌藤12g，制佛手10g，鸡内金10g。共15

剂，每日1剂，水煎服。

按语：本案患儿系由病后失养，损伤脾气，以致生化乏源，心无所养，神明失守，李宜瑞教授用自拟调神方加减治之。该方由四君子汤合甘麦大枣汤加减而成，有健脾益气、宁心安神之功。二诊时患儿进食不适，加海螵蛸、浙贝母以抑酸护胃，减滋凉碍胃之白芍。三诊时患儿胃痞已舒，遂减海螵蛸、浙贝母；但其后因学习压力大导致情绪波动，脾胃违和，夜寐不安，故先后加素馨花、鸡血藤、制佛手、首乌藤等行气活血，除烦安神，配合少许消导之品。李宜瑞教授认为，儿童多动症心脾不足者临床较为多见，而健运脾气为治疗之根本。

医案3　痰火内扰

云某，男，9岁，就诊于2013年6月6日。

主诉： 发现多动、注意力不集中3年余。

病史： 患儿自3年余前起被发现多动，注意力不集中，完成作业时拖拉，不能按时完成，脾气暴躁，学习成绩差，夜寐尚安，胃纳尚可，二便调。鼻塞，偶咳，有痰。舌红，苔黄腻。

辅助检查： 整合视听连续执行测试显示该患儿为混合型注意缺陷。

中医诊断： 儿童多动症。

西医诊断： 注意缺陷多动障碍。

证候诊断：痰火内扰。

治法：清热泻火，化痰宁心。

方药：除痰清热汤加减。

处方：法半夏8g，陈皮5g，茯苓15g，竹茹8g，枳壳8g，郁金10g，甘草5g，远志10g，石菖蒲10g，辛夷花8g，海浮石15g，桔梗10g，珍珠母20g（先煎）。共14剂，每日1剂，水煎服。

二诊（2013年6月20日）：服上药后，患儿多动、注意力不集中等症较前改善，但仍脾气暴躁，无鼻塞、咳嗽。舌淡红，苔微黄腻。

处方：法半夏8g，陈皮5g，茯苓15g，竹茹8g，枳壳8g，郁金10g，甘草5g，远志10g，石菖蒲10g，龙骨15g（先煎），珍珠母20g（先煎）。共14剂，每日1剂，水煎服。

按语：本案患儿除多动、注意力不集中的主症外，又见脾气暴躁、舌红苔黄腻等症，此为痰热内扰之象，李宜瑞教授对此常以自拟除痰清热汤加减治之。该方由温胆汤加味而成，方中竹茹清热化痰，开郁除烦；枳壳开胸顺气降痰；陈皮、法半夏燥湿化痰，和胃降逆，气顺则痰消；茯苓健脾助运，以绝生痰之源；远志、石菖蒲化痰开窍，宁心醒神；郁金辛散苦泻，解郁开窍，又清心热；珍珠母平肝潜阳，安神定惊等。全方重在祛痰，次在清热，除痰热之标，兼治生痰之本，痰去热清，则多动可瘥。

医案4　心脾不足，肝风内扰

曾某，男，7岁，就诊于2018年5月11日。

主诉：发现多动7年，伴注意力不集中。

病史：家属诉患儿自小好动，6岁上一年级后，发现与同学相比明显活动过多，注意力不集中，老师诉上课不专心听讲，学习成绩欠佳，与同学相处不好，胆小，易受欺负。2017年10月至外院就诊，注意力测试显示该患儿为注意力重度缺陷，予口服赖氨酸、奥拉西坦2至3个月，症状无明显改善。胃纳一般，口气稍重，二便调，夜寐安，易发脾气。近期又有仰头伸颈、口出秽语的表现。舌淡红，苔微黄稍腻。

中医诊断：儿童多动症；儿童抽动症。

西医诊断：注意缺陷多动障碍；抽动障碍。

证候诊断：心脾不足，肝风内扰。

治法：健脾养心，强土制木。

方药：扶脾抑肝汤加减。

处方：太子参15g，茯苓15g，白术10g，龙骨15g（先煎），石菖蒲10g，制远志10g，白芍12g，合欢皮10g，钩藤10g（后下），五味子3g，浮小麦15g，净山楂10g，甘草4g。共7剂，每日1剂，水煎服。

> **按语**：李宜瑞教授认为，注意力不集中、性格胆怯者，多为心脾之气不足的表现，本案患儿还伴有仰头伸颈、

口出秽语等儿童抽动症表现，证候诊断为心脾不足、肝风内扰之证，故以自拟扶脾抑肝汤加减治之。方中以四君子汤健脾益气为主，配以龙骨、白芍平抑肝阳，合欢皮疏肝解郁，钩藤息风止痉，石菖蒲、制远志开窍宁神等，并加净山楂消食开胃，以顾护脾胃生生之息。

医案5 肾虚肝亢

叶某，男，9岁，就诊于2012年7月11日。

主诉：发现多动6年，伴注意力不集中，行为冲动。

病史：患儿自幼年起即整日动个不停，乱爬，乱跳，不能静坐片刻，当时家属并未特别注意。入学后被发现在上课时注意力难以持久，东张西望，在座位上不停扭动，做小动作，影响课堂秩序，完成作业时拖拉，遇到比较复杂的题目容易放弃，学习成绩差，日常生活中丢三落四，爱发脾气，话多，好争吵，不遵守秩序，平素少寐多梦。家属带至多方就诊，诊断为儿童多动症，因拒服西药，故转求中医治疗。就诊时患儿在诊室东奔西跑，抢医生的笔、手电筒等办公用品，胃纳欠佳，二便尚调，汗多。舌红，苔薄白。

中医诊断：儿童多动症。

西医诊断：注意缺陷多动障碍。

证候诊断：肾虚肝亢。

治法：滋肾平肝，宁神定志。

方药：益智宁方加减。

处方：熟地黄15g，山茱萸10g，龟甲12g（先煎），龙骨15g（先煎），珍珠母15g（先煎），石菖蒲10g，远志10g，茯苓12g，首乌藤15g，白芍12g，五味子3g，鸡内金10g。共7剂，每日1剂，水煎服。

二诊（2012年7月18日）：服上药后，患儿症状大致如前，胃纳仍欠佳，大便稍干，每日1次，矢气多，口臭，夜寐较安。舌尖红，苔白。

处方：女贞子10g，泽泻10g，龟甲12g（先煎），龙骨15g（先煎），珍珠母15g（先煎），石菖蒲10g，远志10g，茯苓15g，白芍12g，人参叶5g，净山楂10g，莱菔子10g。共7剂，每日1剂，水煎服。

三诊（2012年8月1日）：服上药后，患儿发脾气频次减少，上课仍不专心，作业拖拉，不能按时完成，近日因要考试，心情较抑郁，胃纳欠佳，无口臭，大便稍干。舌淡红，有芒刺，苔薄白。

处方：女贞子10g，泽泻10g，龟甲12g（先煎），龙骨15g（先煎），珍珠母15g（先煎），石菖蒲10g，远志10g，茯神10g，郁金10g，合欢皮10g，白芍12g，太子参15g，莱菔子10g。共7剂，每日1剂，水煎服。

四诊（2012年8月8日）：服上药后，患儿现上课较前专心，作业完成较快，昨日起偶打喷嚏，少许鼻塞。舌尖红，苔薄白。

处方：女贞子10g，泽泻10g，龟甲12g（先煎），龙骨15g（先煎），石菖蒲10g，远志10g，茯神10g，郁金10g，白芍12g，太子参15g，人参叶5g，辛夷花5g。共7剂，每日1剂，水煎服。

按语： 本案患儿的肾虚肝亢之象比较明显，据此初诊以益智宁方加减治之。患儿1周后出现食积表现，故去熟地黄、山茱萸等滋腻碍胃之药，并酌加消导之品。其后又出现情志抑郁、感冒等兼证，遂加合欢皮、郁金、辛夷花等，对症施治，进退有序。李宜瑞教授谆谆告诫我们，多动症之治疗，不类外感，难以速效，故需注意与家属、患儿充分沟通，提前做好解释工作，以提高其对治疗的依从性。

医案6　肾虚肝亢，夹有食滞

邹某，男，6岁11个月，就诊于2018年10月24日。

主诉： 发现多动4年。

病史： 患儿自幼话多、好动，老师反映其在课堂上难以静坐，不专心听讲，易发脾气。患儿自4岁停用尿布后间断有遗尿，日间小便正常，食欲不振，间有口臭，大便呈软条状，每日1次，夜寐安。舌尖红，苔微黄、厚腻。

中医诊断： 儿童多动症；遗尿。

西医诊断： 注意缺陷多动障碍；遗尿。

证候诊断： 肾虚肝亢，夹有食滞。

治法： 滋肾平肝，消食化滞。

方药： 益智宁方加减。

处方： 醋龟甲15g（先煎），煅龙骨15g（先煎），煅牡蛎15g（先煎），制远志10g，石菖蒲10g，酒女贞子10g，桑螵蛸10g，酒山茱萸10g，茯苓15g，净山楂10g，鸡内金10g，浮小麦15g。共14剂，每日1剂，水煎服。

二诊（2018年11月28日）：服上药后，患儿遗尿症状明显好转，近20日来仅有2次遗尿，仍好动，注意力不集中，易发脾气。近日出现口腔溃疡，胃纳可，夜寐安，大便调。舌尖红，苔薄白。

处方：醋龟甲15g（先煎），龙骨15g（先煎），煅牡蛎15g（先煎），制远志10g，石菖蒲10g，酒女贞子10g，桑螵蛸10g，酒山茱萸10g，茯苓15g，鸡内金10g，浮小麦15g，熟地黄15g，栀子5g。共5剂，每日1剂，水煎服。

三诊（2018年12月7日）：服上药后，患儿注意力涣散症状较前稍改善，小动作仍多，脾气稍好转，胃纳一般，偏食，喜荤食，声音沙哑，睡眠欠安稳，磨牙，大便每日1次。昨晚开始出现少许咳嗽，无痰，无鼻塞、流涕等，近1周遗尿1次。舌尖红，苔薄白。

处方一：甘草3g，苦杏仁10g，蛤壳12g（先煎），薄荷3g（后下），辛夷5g，枇杷叶8g，桑叶8g，木蝴蝶4g，连翘10g，神曲10g，浙贝母10g。共3剂，每日1剂，水煎服。

处方二：醋龟甲15g（先煎），龙骨15g（先煎），煅牡蛎15g（先煎），制远志10g，石菖蒲10g，酒女贞子10g，桑螵蛸10g，酒山茱萸10g，茯苓15g，浮小麦15g，熟地黄15g，净山楂8g，合欢皮10g。共10剂，每日1剂，水煎服。

（注：先服完处方一，再服处方二。）

四诊（2019年1月4日）：服上药后，患儿多动、注意力不集中等症有所改善，老师反映其能静坐，但仍有小动作，作业需在督促下完成，情绪不够稳定，易受旁人影响而分神。胃纳可，稍有口气，夜寐安，大便每日1次，质软，小便正常。舌淡红，苔薄黄。

处方：醋龟甲15g（先煎），龙骨15g（先煎），制远志10g，石菖蒲10g，熟地黄15g，酒女贞子10g，酒山茱萸10g，浮小麦15g，太子参15g，茯苓15g，白术8g，净山楂8g，合欢皮10g，益智仁8g。共14剂，每日1剂，水煎服。

按语：本案患儿先天禀赋不足，肾虚不足，阴虚阳亢，故见遗尿、多动、注意力不集中等症，故李宜瑞教授用自拟益智宁方加减以滋肾平肝，并加桑螵蛸以固精缩尿。初诊时兼胃纳差、口臭、舌红、苔微黄腻等饮食积滞之征象，故去熟地黄、酒山茱萸等滋腻碍胃之药，加鸡内金、净山楂等消导之品。二诊时患儿出现口腔溃疡、舌尖红等症，考虑为积而化热，加栀子清泻心胃之火。三诊时患儿出现咳嗽等症，考虑为风热犯肺，李宜瑞教授主张若有外感，应先驱邪，再标本兼治，遂先疏风清热，化痰止咳，待外邪除、咳嗽好转后再服益智宁方。考虑患儿易反复积滞，以脾虚为本，故后期加用四君子汤以健脾益气。

医案7　肝肾阴虚，肺脾不足

李某，女，6岁，就诊于2018年9月28日。

主诉：发现注意力不集中、多动1年余。

病史：患儿自上幼儿园大班后，老师反映其上课注意力不集中，话多，小动作多，难以静坐，易发脾气，做作业拖拉，缺乏耐心。2个月前曾于外院诊断为注意缺陷多动障碍，予小儿智力糖浆、小儿多动胶囊口服后，效果不明显。胃纳欠佳，偏食，多梦，二便尚调，汗多，少许流涕，鼻痒，揉鼻，偶有鼻衄。舌淡，苔少。既往有鼻炎病史。

中医诊断：儿童多动症；鼻衄。

西医诊断：注意缺陷多动障碍；变应性鼻炎。

证候诊断：肝肾阴虚，肺脾不足。

治法：滋肾平肝，健脾益气。

方药：益智宁方加减。

处方：熟地黄15g，酒山茱萸10g，醋龟甲10g（先煎），龙骨15g（先煎），制远志10g，石菖蒲10g，太子参15g，茯苓15g，合欢皮10g，辛夷4g，五味子3g，鸡内金10g。共7剂，每日1剂，水煎服。

二诊（2018年10月12日）：服上药后，患儿多动症状好转，情绪改善，上课说话次数较前减少，胃纳仍差，有口气，夜寐尚安，稍鼻塞，少许流涕，二便调。舌淡，苔薄白。

处方：熟地黄15g，酒山茱萸10g，醋龟甲12g（先煎），龙骨20g（先煎），制远志10g，石菖蒲10g，太子参15g，茯苓15g，合欢皮10g，辛夷5g，五味子5g，鸡内金10g，净山楂10g。共14剂，每日1剂，水煎服。

三诊（2018年10月31日）：服上药后，患儿多动症状较前明显改善，注意力仍欠集中，写作业时不专心，上课说话次数较前减少，脾气暴躁，缺乏耐心。胃纳欠佳，稍有口气，夜寐尚安，头汗多，鼻痒，喜揉鼻，无打喷嚏，无鼻塞、流涕，大便3日未解，昨夜已予开塞露通便。舌红，苔薄白。

处方： 醋龟甲12g（先煎），龙骨20g（先煎），制远志10g，石菖蒲10g，酒山茱萸10g，酒女贞子10g，太子参15g，茯苓15g，合欢皮10g，辛夷5g，五味子5g，鸡内金10g，净山楂10g。共14剂，每日1剂，水煎服。

按语： 患儿除多动、注意力不集中、易发脾气等多动症典型特征外，还有鼻炎及胃纳差、偏食、汗多、舌淡苔少等表现，是为肝肾阴虚、肺脾不足之象，故治以滋肾平肝、健脾益气为法，用益智宁方加减以滋肾平肝、益智仁宁神，再予太子参、茯苓健脾益气，鸡内金、净山楂健脾消食，辛夷、五味子通窍敛肺等。三诊时患儿仍脾气暴躁，大便难解，考虑阴虚而燥，增予酒女贞子滋养肝肾之阴，并兼有润燥宁神之功。

医案8　脾肾不足

陈某，男，7岁，就诊于2019年3月29日。

主诉： 发现注意力不集中1年。

病史： 患儿自上小学后，老师发现其上课时注意力不集中，容易走神，常丢三落四，学习成绩中等，记忆力尚好，与同学关系良好。胃纳尚可，大便调，近日夜间有遗尿。半年前曾在外院诊断为注意缺陷多动障碍，予盐酸托莫西汀胶囊口服，疗效不明显，现已停药3个月余。舌淡红，苔白。

中医诊断：儿童多动症。

西医诊断：注意缺陷多动障碍。

证候诊断：脾肾不足。

治法：健脾补肾，安神定志。

方药：调神方合孔圣枕中丹加减。

处方：五指毛桃15g，太子参15g，茯苓15g，白术10g，桑螵蛸10g，醋龟甲15g（先煎），龙骨15g（先煎），煅牡蛎15g（先煎），石菖蒲10g，制远志8g，益智仁10g，法半夏7g，合欢皮10g。共14剂，每日1剂，水煎服。

二诊（2019年5月17日）：服上药后，患儿上课注意力较前集中，偶有丢三落四，作业疏漏仍较多，完成时间较同学长，脾气较急躁。前段时间曾患急性上呼吸道感染，现晨起仍偶打喷嚏，少许流涕，鼻痒。胃纳可，夜寐安，大便调，间有遗尿。舌尖红，苔白厚、稍腻。

查体：咽稍红，双侧扁桃体Ⅱ度肿大。

处方：五指毛桃15g，太子参15g，茯苓15g，白术10g，龙骨15g（先煎），石菖蒲10g，制远志8g，益智仁10g，桑螵蛸10g，法半夏7g，合欢皮10g，辛夷5g，路路通10g。共14剂，每日1剂，水煎服。

> **按语**：本案患儿以注意力涣散、容易走神、遗尿为主要表现，此为脾肾不足之象，故治以健脾补肾，安神定志为法。方中五指毛桃、太子参、茯苓、白术健脾益气；醋龟甲、龙骨、煅牡蛎滋肾潜阳、镇静安神；益智仁、

石菖蒲、制远志益智开窍醒神；桑螵蛸固肾缩尿；法半夏、合欢皮化痰祛湿、解郁宁神等。二诊时患儿偶有喷嚏、流涕、鼻痒等轻微外感表现，故在原方的基础上，加辛夷、路路通以通窍祛风。

医案9　心脾不足，夹有痰湿

何某，男，11岁，就诊于2018年8月8日。

主诉：发现注意力不集中5年。

病史：患儿自6岁上学始，老师发现其上课时不能认真听讲，小动作多，作业需在督促下完成，易分神，学习成绩中等偏下，记忆力欠佳。胃纳欠佳，但喜辛香麻辣之物，有口气，夜寐欠安，较难入睡，大便时溏时干，小便尚调。舌淡红，舌中后部苔厚，色微黄。

中医诊断：儿童多动症。

西医诊断：注意缺陷多动障碍。

证候诊断：心脾不足，夹有痰湿。

治法：补益心脾，兼化痰湿。

方药：调神方加减。

处方：五指毛桃15g，太子参15g，白术10g，茯苓15g，白芍12g，龙骨15g（先煎），石菖蒲10g，制远志10g，合欢皮10g，首乌藤15g，广藿香10g，鸡内金10g。共7剂，每日1剂，水煎服。

二诊（2018年8月15日）：服上药后，患儿注意力仍欠集中，上课不专心，小动作多，易生闷气。胃纳较差，难入眠，大便每日1至2次，质稀，小便正常，汗多。舌淡红，苔白，舌根部苔厚。

处方：五指毛桃15g，太子参15g，茯苓15g，白术10g，龙骨15g（先煎），石菖蒲10g，制远志10g，合欢皮10g，净山楂10g，益智仁10g，浮小麦15g，郁金10g。共28剂，每日1剂，水煎服。

三诊（2018年11月7日）：服上药后，患儿注意力不集中、多动等症状较前缓解，易生闷气。胃纳较前好转，夜寐安，二便调，汗多。舌淡红，苔白、厚腻。

处方：守上方28剂，每日1剂，水煎服。

四诊（2018年12月19日）：服上药后，患儿注意力不集中、多动等症状较前进一步改善，学习成绩有所进步，但仍易生闷气。纳眠可，口气稍重，二便尚调，汗多。舌尖红，苔薄白。

处方：五指毛桃15g，太子参15g，茯苓15g，白术10g，龙骨15g（先煎），石菖蒲10g，制远志10g，合欢皮10g，益智仁10g，浮小麦15g，郁金10g，莱菔子10g（另包）。共28剂（另加连翘10g于前3剂中），每日1剂，水煎服。

五诊（2019年1月16日）：服上药后，患儿注意力明显改善，无明显多动症状，功课可顺利完成，记忆力尚好，脾气仍较大，但较前好转，汗出不多，胃纳可，夜寐安，二便调。舌尖红，苔薄白。

处方：五指毛桃15g，太子参15g，白术10g，茯苓15g，龙骨15g（先煎），牡蛎15g（先煎），石菖蒲10g，制远志10g，益智仁10g，合欢皮10g，浮小麦15g，郁金10g。共28剂

（另加连翘10g于前5剂中），每日1剂，水煎服。

> **按语：** 本案患儿注意力不集中，易分神，小动作多，胃纳欠佳，大便易溏，夜寐不安，舌淡红，舌中后部苔厚，此为心脾不足，夹有痰湿之征象，故在用调神方补益心脾的基础上，加广藿香、石菖蒲、制远志以化湿醒脾开窍。二诊时，患儿仍注意力不集中，伴大便稀、汗多等症，考虑为气虚失摄，心神不宁，加益智仁、浮小麦等温脾益气，收敛安神。三、四、五诊时，患儿注意力不集中、多动等主症改善，但仍易生气冲动，故在予合欢皮、郁金等行气开郁之品的基础上，另加连翘以清心脾之积热。对注意力不集中症状显著者，除石菖蒲、制远志外，李宜瑞教授常以益智仁加强开窍醒神之功，但此药辛温，使用不慎，易助热生火，当顾虑周详，斟酌予之。

医案10 心脾气虚，风湿外扰

张某，男，12岁，就诊于2018年8月1日。

主诉： 发现注意力不集中、多动4年。

病史： 患儿自8岁始，家属发现其做事难以集中注意力，容易分神，自控力差，小动作多，完成作业时拖拉，学习成绩中等，性格内向。平素汗多，有较多黄色眼眵，胃纳一般，喜冰冻食品，夜寐欠佳，经常梦呓，盗汗，鼻塞，打鼾，大便时干时软，1至2日1次，小便正常。舌质淡，舌尖红，苔薄白。

既往有鼻炎、湿疹病史。

查体：双足背皮肤粗糙、有抓痕，双鼻甲肿胀苍白，鼻内有少许分泌物。

中医诊断：儿童多动症；鼻鼽。

西医诊断：注意缺陷多动障碍；变应性鼻炎。

证候诊断：心脾气虚，风湿外扰。

治法：健脾养心，祛风化湿。

方药：调神方加减。

处方：五指毛桃15g，太子参15g，茯苓15g，白术10g，龙骨15g（先煎），石菖蒲10g，制远志10g，合欢皮10g，郁金10g，徐长卿10g，薏苡仁15g，辛夷6g，乌梅10g。共14剂，每日1剂，水煎服。

二诊（2018年11月14日）：服上药后，患儿注意力仍不集中，作业较难积极主动完成，情绪抑郁，胃纳欠佳，皮肤瘙痒明显，夜寐欠安，辗转反侧。舌淡，尖稍红，苔薄。

查体：双足、小腿前部见湿疹、结痂，有渗液。

处方一：五指毛桃15g，太子参15g，茯苓15g，白术10g，龙骨15g（先煎），石菖蒲10g，制远志10g，合欢皮10g，郁金10g，徐长卿10g，乌梅10g，薏苡仁15g，浮小麦20g。共7剂，每日1剂，水煎服。

处方二：地肤子20g，蛇床子20g，苦参20g，生地黄20g，土荆芥15g，白鲜皮15g。共7剂，每日1剂，外洗。

三诊（2019年2月1日）：服上药后，患儿注意力较前好转，情绪平和，夜间仍时有翻身踢脚，但较前减少，易入睡。近日晨起打喷嚏，流涕，汗多，胃纳可，二便调。舌红，苔黄。

查体：双足、小腿前部仍见湿疹、结痂，有渗液。鼻黏膜色红，鼻甲肿胀，下睑暗肿。

处方一：五指毛桃15g，太子参15g，茯苓15g，白术10g，龙骨15g（先煎），石菖蒲10g，制远志10g，合欢皮10g，乌梅10g，浮小麦20g，黑大豆皮10g，赤芍10g，徐长卿10g，白鲜皮10g。共10剂，每日1剂，水煎服。

处方二：地肤子20g，蛇床子20g，苦参20g，生地黄20g，土荆芥15g，白鲜皮15g，徐长卿15g。共7剂，每日1剂，外洗。

四诊（2019年5月10日）：服上药后，患儿已无喷嚏、流涕，注意力较前改善，不易走神，胃纳可，二便调，夜寐安。舌红，苔白，舌根部苔厚。

查体：湿疹已结痂，未见渗液，鼻甲稍肿。

处方：五指毛桃20g，太子参15g，茯苓15g，白术10g，龙骨15g（先煎），石菖蒲10g，制远志10g，合欢皮10g，浮小麦20g，薏苡仁15g，净山楂10g，郁金10g，益智仁10g。共14剂，每日1剂，水煎服。

按语：本案患儿以注意力不集中、容易分神、性格内向、汗多等为主要表现，并有鼻炎、湿疹病史，为心脾气虚、风湿外扰之证，在调神方补益心脾的基础上，加徐长卿、薏苡仁、辛夷以祛风止痒，化湿通窍；乌梅敛肺生津，现代药理研究证明其有抗过敏之功效，为李宜瑞教授治疗过敏性疾病所常用。二、三诊时，患儿皮肤湿疹明显，故配合祛湿止痒之方外洗。李宜瑞教授认为，鼻炎、湿疹等兼证，也往往影响患儿注意力及情绪，需及时治疗，不可忽视。

医案11　心脾气虚，夹有瘀血

崔某，女，14岁，就诊于2019年4月12日。

主诉：发现注意力不集中10余年。

病史：患儿自上幼儿园开始被发现注意力不集中，上课小动作多，学习成绩中等，喜重复说一句话。胃纳尚可，大便调，小便稍黄，梦呓，平素汗多，动则出汗。月经不规律，量少。舌红，上有瘀点，苔薄白。既往有变应性鼻炎病史。

查体：唇红，右下鼻甲色红、肿胀。

中医诊断：儿童多动症。

西医诊断：注意缺陷多动障碍。

证候诊断：心脾气虚，夹有瘀血。

治法：健脾养心，活血安神。

方药：调神方加减。

处方：太子参15g，白术10g，茯神15g，龙骨15g（先煎），石菖蒲10g，制远志10g，五味子5g，合欢皮10g，赤芍10g，郁金10g，炒酸枣仁10g，浮小麦20g。共14剂，每日1剂，水煎服。

按语：该患儿除注意力不集中、梦呓、多汗等心脾气虚的表现外，兼有月经不规律且量少、舌有瘀点等症，此为夹有瘀血的表现。"气为血帅，血随气行"，血之运行需要气之推动，气虚不畅易致血行瘀滞；"初病在气，久病在血"，瘀血凝滞神窍、脑脉，可使脑海失养，神动智变。因此治以调神方健脾养心、安神定志，并用赤芍、郁金活血化瘀、清心安神。

医案12　心脾不足，肝阳偏亢

曾某，男，10岁，就诊于2018年7月18日。

主诉： 发现注意力不集中3年余。

病史： 患儿自上小学以来被发现注意力不集中，老师反映其上课时发呆，小动作多，平素易丢三落四，写作业拖拉，易被其他事情影响，学习成绩中等，易发脾气，但与老师同学关系尚好。偏食，有口气，难入睡，易醒，眠时好动，二便尚调。舌尖稍红，苔薄白，舌根部苔稍黄腻。既往有变应性鼻炎病史；家长述患儿曾被狗咬，之后性格改变。

查体： 面色黄，双下眼睑暗肿，鼻黏膜苍白，鼻甲肿胀，双侧扁桃体Ⅲ度肿大。

中医诊断： 儿童多动症。

西医诊断： 注意缺陷多动障碍。

证候诊断： 心脾不足，肝阳偏亢。

治法： 健脾养心，平肝潜阳。

方药：调神方加减。

处方：太子参15g，白术10g，茯神15g，白芍12g，龙齿15g（先煎），石菖蒲10g，制远志10g，首乌藤15g，合欢皮10g，鸡内金10g，五味子3g，蝉蜕5g。共10剂，每日1剂，水煎服。

二诊（2018年7月27日）：服上药后，患儿注意力较前有所改善，作业经督促能按时完成，仍易分神，脾气好转，胃纳增，口气不重，夜寐安，间有鼻鼾，大便质软、成形，每日1次，小便调。近2日因咽痛，遂自行停药，无鼻塞、流涕。舌红，有芒刺，苔薄白、花剥。

查体：咽稍红，双侧扁桃体Ⅲ度肿大，咽后壁有少许分泌物，鼻黏膜色苍白。

辅助检查：查血结果示血清抗链球菌溶血素O抗体为222IU/mL。

处方：太子参15g，茯苓15g，白术10g，龙齿15g（先煎），石菖蒲10g，制远志10g，合欢皮10g，鸡内金10g，蝉蜕5g，赤芍10g，浮小麦15g，乌梅10g。共10剂（另加人参叶5g于前5剂中），每日1剂，水煎服。

按语：本案患儿注意力不集中、多动，伴面黄、偏食、脾气易急躁、难入睡、易醒等，此为心脾不足、肝阳偏亢之象。患儿素体脾常不足，且因受惊吓，伤及心胆，故以调神方健脾养心，安神定志，并以龙齿易龙骨，加强平肝潜阳、重镇安神之功，再加鸡内金健胃消食。二诊时，患儿出现咽痛，故以赤芍清热凉血、消肿止痛，另加人参叶清热生津利咽。

医案13　脾虚肝亢

黄某，男，10岁，就诊于2018年11月9日。

主诉：发现注意力不集中3年。

病史：患儿近3年来注意力难持久，上课不专心，小动作多，爱插话，易怒，做事不计后果，学习成绩差。胃纳一般，偏食，夜寐尚安，二便调。舌淡红，苔薄白。

中医诊断：儿童多动症。

西医诊断：注意缺陷多动障碍。

证候诊断：脾虚肝亢。

治法：理脾缓肝，强土制木。

方药：扶脾抑肝汤加减。

处方：太子参15g，白术10g，茯苓15g，醋龟甲15g（先煎），龙骨20g（先煎），石菖蒲10g，制远志10g，益智仁10g，白芍12g，合欢皮10g，五味子3g。共14剂，每日1剂，水煎服。

二诊（2018年12月7日）：服上药后，患儿完成指定任务情况较前改善，但仍多动，注意力集中时间短，上课不专心，小动作仍较多，脾气仍暴躁易怒。胃纳一般，偏食，夜寐尚安，大便干，小便调。舌尖红，苔薄、白腻。

处方：太子参15g，茯苓15g，白术10g，醋龟甲15g（先煎），龙骨20g（先煎），石菖蒲10g，制远志10g，益智仁10g，白芍12g，合欢皮10g，五味子3g，浮小麦15g。共15剂，每日1剂，水煎服。

三诊（2019年3月8日）：服上药后，患儿上课注意力较前集中，能认真听课、按时完成作业及其他指定任务，说话较多，

185

脾气仍较暴躁。近日来流清涕，无鼻塞，偶有咳嗽，有痰，胃纳尚可，二便调。舌淡，有齿痕，舌根部苔稍厚、微黄。

处方一：太子参15g，茯苓15g，白术10g，石菖蒲10g，制远志10g，白芍12g，合欢皮10g，浮小麦15g，桔梗10g，辛夷6g，连翘10g，蛤壳10g（先煎）。共5剂，每日1剂，水煎服。

处方二：太子参15g，茯苓15g，白术10g，醋龟甲15g（先煎），龙骨20g（先煎），石菖蒲10g，制远志10g，白芍12g，合欢皮10g，五味子3g，益智仁10g，浮小麦15g。共21剂，每日1剂，水煎服。

（注：先服完处方一，再服处方二。）

> **按语：**本案患儿以注意力不集中、小动作多、偏食等症为特点，又有冲动、易怒的表现，证候诊断为脾虚肝亢。脾主运化，为至阴之脏，其藏智，其性静，在志为思，其出为意。脾虚则静谧不足，意不守藏，无以持续注意；土虚木亢，故见冲动、易怒的表现。故治以扶土抑木，用扶脾抑肝汤加减治之。三诊时，患儿有外感的表现，故在前方的基础上加连翘、桔梗、辛夷、蛤壳等清热利咽，化痰通窍，标本同治。

医案14　心脾不足，肝阳偏亢

叶某，男，9岁9个月，就诊于2019年2月22日。

主诉：发现注意力不集中3年余。

病史：患儿上一年级时，老师反映其上课注意力不集中，小动作多，常通过各种方式引起他人注意，与同学关系欠融洽，以自我为中心，性情急躁，常独自发笑，记忆力一般，计算及理解能力不如同龄人，数学成绩差。胃纳尚可，夜寐欠安，梦呓，大便偏干，汗多，反复鼻塞、鼻痒多年。舌红，尖有芒刺，苔白。

查体：鼻黏膜苍白，双下鼻甲肿胀。

中医诊断：儿童多动症；鼻鼽。

西医诊断：注意缺陷多动障碍；变应性鼻炎。

证候诊断：心脾不足，肝阳偏亢。

治法：健脾养心，安神定志。

方药：调神方加减。

处方：太子参15g，白术10g，茯神15g，石菖蒲10g，制远志10g，龙骨15g（先煎），益智仁6g，合欢皮10g，郁金10g，浮小麦20g，炒酸枣仁10g，辛夷5g。共14剂，每日1剂，水煎服。

二诊（2019年3月22日）：服上药后，患儿注意力较前集中，偶可专心做作业，上课时小动作较前减少。近3日来开始咳嗽，夜间咳甚，少痰，无鼻塞、流涕，无咽痛，胃纳尚可，夜眠欠安，汗多，二便正常，无口臭。舌尖稍红，苔白厚。

查体：咽稍红，双肺呼吸音清。

处方一：五指毛桃15g，茯神15g，石菖蒲10g，制远志10g，合欢皮10g，蒸陈皮5g，郁金10g，紫苏梗8g，薄荷4g（后下），苦杏仁10g，防风6g，桔梗10g。共4剂，每日1剂，水煎服。

处方二：太子参15g，茯神15g，白术10g，法半夏6g，龙骨15g（先煎），石菖蒲10g，制远志10g，合欢皮10g，郁金

10g，浮小麦20g，炒酸枣仁10g，益智仁6g。共10剂，每日1剂，水煎服。

（注：先服完处方一，再服处方二。）

三诊（2019年4月10日）：服上药后，患儿注意力较前改善，家属诉其能自觉完成作业，拖拉情况也有所改善，小动作仍多，胃纳可，夜寐安，二便调。舌淡，苔白厚。

处方：太子参15g，茯神15g，白术10g，龙骨15g（先煎），石菖蒲10g，制远志10g，合欢皮10g，郁金10g，浮小麦20g，炒酸枣仁10g，益智仁10g，法半夏6g。共14剂，每日1剂，水煎服。

按语：本案患儿以注意力不集中、小动作多为主要表现，且素有鼻炎病史，汗多、梦呓、性情急躁，此为心脾不足、肝阳偏亢之象，治疗上当以健脾养心、安神定志为法，故以调神方加减治之。二诊时，患儿出现咳嗽，宜祛邪外出，故处方一去太子参、白术、龙骨等滋补收敛之品，以防闭门留寇之弊，加苦杏仁、桔梗、防风、薄荷、紫苏梗以宣肺止咳、理气化痰。李宜瑞教授认为，儿童多动症若有外感，需先驱邪，后标本兼顾。

十九

儿童抽动症

医案1　脾虚肝亢

范某，男，4岁，就诊于2018年11月28日。

主诉：频繁咧嘴伴喉间发声6个月余。

病史：患儿6个月余前，在无明显诱因的情况下出现频繁咧嘴，伴喉间发声，汗多，自觉口干，胃纳可，大便干，1至2日1次，夜寐安。舌淡红，边有齿印，苔薄白。既往有鼻炎病史及先天性心脏病史，曾行手术（具体不详）治疗。

查体：咽红，双侧扁桃体Ⅰ度肿大。

中医诊断：儿童抽动症。

西医诊断：抽动障碍。

证候诊断：脾虚肝亢。

治法：理脾缓肝，强土制木。

方药：扶脾息风汤加减。

处方：太子参15g，茯苓12g，白术10g，五指毛桃15g，白芍10g，龙骨15g（先煎），天麻5g，钩藤7g（后下），法半夏4g，辛夷4g（包煎），木蝴蝶3g，莱菔子10g，甘草3g。共7剂，每日1剂，水煎服。

二诊（2018年12月14日）：服上药后，患儿咧嘴情况较前改善，喉间发声时间稍缩短，无其他部位抽动。近3至4日偶有干咳，呈单声咳，自觉咽痒，出汗较前减少，纳眠可，大便仍干，2日1次，偶有血丝附于大便。舌淡红，苔黄白厚。

查体：咽红，双侧扁桃体Ⅰ度肿大。

处方：太子参15g，茯苓12g，五指毛桃15g，法半夏4g，钩藤7g（后下），龙骨15g（先煎），莱菔子10g，木蝴蝶3g，蝉蜕3g，桔梗10g，连翘10g，甘草3g。共12剂，每日1剂，水煎服。

三诊（2018年12月28日）：服上药后，患儿咧嘴情况有进一步改善，仍有清嗓样发声，无其他部位抽动。现无咳嗽，汗出仍较多，手指、足趾有散在小水疱，色清亮，伴瘙痒，纳眠可，大便2日1次，小便调。舌尖红，苔白厚。

查体：咽稍红，双侧扁桃体Ⅰ度肿大。

处方：太子参15g，茯苓12g，五指毛桃15g，法半夏4g，龙骨15g（先煎），莱菔子10g，连翘10g，蝉蜕4g，桔梗10g，乌梅8g，徐长卿8g，甘草3g。共10剂，每日1剂，水煎服。

按语：本案抽动症患儿有鼻炎、先天性心脏病病史，舌淡红且有齿印，示素体肺脾气虚，脾虚木乘，风痰上扰，故见咧嘴、喉间发声等抽动症状。治疗以理脾缓肝、强土制木为法，予自拟扶脾息风汤加减，方中以四君子汤加五指毛桃健脾益气，天麻、钩藤息风止痉，龙骨平肝潜阳。患儿喉间发声，选用木蝴蝶、蝉蜕、桔梗利咽。三诊时，见患儿有四肢瘙痒性疱疹，舌苔白厚，此乃湿蕴肺脾，故用徐长卿以祛风化湿。

医案2 阴虚风动

陈某，男，12岁，就诊于2018年7月11日。

主诉：反复抽动5年。

病史：患儿5年前在无明显诱因的情况下出现双手不自主甩动、扭颈、点头，偶有眨眼、咧嘴，曾至外院就诊，诊断为多发性抽动症，予硫必利服用2年后，症状改善不明显，遂自行停药，期间症状反复发作。现扭颈、点头、甩手动作明显，兴奋时加重，偶有眨眼、咧嘴、吸鼻。平素脾气暴躁，行为冲动，与同伴关系欠佳，上课时不专心，成绩中下，常自言自语。口干，胃纳可，二便调，夜寐安，动则汗出。舌红，苔少，中有裂纹，舌根部苔厚腻。

查体：咽红，双侧扁桃体Ⅱ度肿大，双下鼻甲稍肿胀。

中医诊断：儿童抽动症。

西医诊断：抽动障碍。

证候诊断：阴虚风动。

治法：滋水涵木，柔肝息风。

方药：滋阴定风方加减。

处方：熟地黄15g，酒山茱萸10g，茯苓15g，白芍12g，龙骨20g（先煎），醋龟甲15g（先煎），珍珠母20g（先煎），天麻8g，钩藤10g（后下），宽筋藤15g，郁金10g，合欢皮10g，辛夷6g，浮小麦20g。共14剂，每日1剂，水煎服。

二诊（2018年7月25日）：服上药后，患儿抽动症状发作较前减少，但仍有扭颈、点头、甩手，眨眼、咧嘴、吸鼻动作较前明显，静坐时为甚，又出现清嗓动作。脾气急躁，兴奋多动。汗多，胃纳可，难以入睡，大便1周1次，矢气多，小便调。舌边尖红，苔少，有裂纹，舌根部苔黄、厚腻。

处方：熟地黄15g，酒山茱萸10g，茯苓15g，白芍12g，醋龟甲15g（先煎），龙齿15g（先煎），珍珠母20g（先煎），天麻8g，钩藤10g（后下），全蝎5g，宽筋藤15g，郁金10g，辛夷6g，浮小麦20g。共14剂，每日1剂，水煎服。

三诊（2018年8月29日）：服上药后，患儿抽动症状较前改善，现无点头、咧嘴、眨眼，吸鼻次数减少，甩手同前，汗出仍多。脾气暴躁较前改善。胃纳可，夜寐安，大便1至2日1次，质软，小便调。舌淡红，舌根部苔稍厚。

处方：酒山茱萸10g，酒女贞子15g，茯苓15g，醋龟甲15g（先煎），珍珠母15g（先煎），龙齿15g（先煎），天麻8g，钩藤10g（后下），炒僵蚕8g，木瓜10g，合欢皮12g，辛夷7g，浮小麦20g。共28剂，每日1剂，水煎服。

四诊（2018年10月22日）：服上药后，患儿上述症状缓解，守上方。共21剂，每日1剂，水煎服。

按语：本案患儿病史长，症状反复，脾气暴躁，易冲动，口干，舌有裂纹，此为阴虚风动之象，治疗上当以滋水涵木、柔肝息风为法，李宜瑞教授对此往往处以自拟滋阴定风方加减治之。该方为三甲复脉汤加减而成，方中以熟地黄、酒山茱萸滋阴润燥，龙骨、醋龟甲、珍珠母平肝潜阳，钩藤息风止痉，加以郁金、合欢皮清肝解郁等。二诊时，患儿抽动症状仍较严重，加全蝎以搜风通络止痉，用龙齿易龙骨，加强清肝潜阳。李宜瑞教授对抽动顽症患儿，善用全蝎等虫类药治疗，常有奇效。

医案3　痰热内扰

蒋某，男，13岁，就诊于2012年12月1日。

主诉：反复抽动2年余。

病史：患者自2年余前转入重点学校后，学习压力增加，常出现课堂上搔挠肛门动作，间有眨眼、搐鼻等，在当地医院连投"驱虫药"（具体不详）未效，症状反复，有时可缓解，看电视后症状常加重。自发病以来，脾气暴躁，学习成绩下降。胃纳可，夜寐时偶有梦语，大便稍干。舌红，苔黄腻。

查体：咽稍红，心肺、腹部及神经系统查体未见异常。

中医诊断：儿童抽动症。

西医诊断：抽动障碍。

证候诊断：痰热内扰。

治法：清热化痰，息风止痉。

方药：清痰息风方加减。

处方：法半夏10g，陈皮6g，茯苓15g，麸炒枳壳10g，竹茹8g，天麻10g，钩藤10g（后下），郁金12g，僵蚕10g，刺蒺藜8g，苍耳子9g，珍珠母20g（先煎），甘草5g。共7剂，每日1剂，水煎服。

二诊（2012年12月18日）：服上药后，患儿搔挠肛门动作、眨眼减少，无搐鼻，发脾气次数减少，胃纳可，二便调，夜寐安。舌偏红，苔薄、黄腻。

处方：法半夏10g，陈皮6g，茯苓15g，麸炒枳壳10g，天麻10g，钩藤10g（后下），郁金12g，僵蚕10g，刺蒺藜8g，珍珠母20g（先煎），甘草5g。共7剂，每日1剂，水煎服。

> **按语**：本案患儿除儿童抽动症症状外，兼有舌红、苔黄腻、脾气暴躁等症，是为痰热内扰之证，治疗上当以清热化痰、息风止痉为法，李宜瑞教授常用自拟清痰息风方加减治之。该方由温胆汤加味而成，方中陈皮、法半夏、麸炒枳壳燥湿化痰，理气宽中；钩藤清热平肝，天麻、僵蚕息风止痉；佐郁金清热化痰，开郁除烦；脾为生痰之源，加茯苓以健脾助运，绝生痰之源等。

医案4 ▶ 肝亢风动，夹有痰湿

吴某，男，9岁，就诊于2018年8月17日。

主诉：反复喉间发声2年。

病史：患儿2年前反复咳嗽后出现喉间发声，声音高亢，发作频繁，影响他人。在当地医院诊断为抽动障碍，予盐酸氟西汀、安坦等口服，症状稍有改善，但仍反复发作。现患儿喉间发声明显，有咽痒感，偶觉有痰，无鼻塞、流涕。脾气暴躁，成绩一般，上课注意力欠佳，小动作较多。汗多，胃纳可，眠欠佳，多梦，大便2日1次，小便调。舌红，苔白，中后部厚。

查体：咽稍红，咽后壁可见少许白色分泌物，鼻黏膜色红，左侧鼻甲肿胀。

中医诊断：儿童抽动症；鼻鼽。

西医诊断：抽动障碍；慢性鼻炎。

证候诊断：肝亢风动，夹有痰湿。

治法：平肝息风，化痰止痉。

方药：清肝息风汤加减。

处方：钩藤10g（后下），炒僵蚕8g，刺蒺藜8g，珍珠母20g（先煎），石菖蒲10g，制远志10g，郁金12g，法半夏8g，辛夷7g，桔梗10g，木蝴蝶10g，薏苡仁15g，甘草5g。共10剂，每日1剂，水煎服。

二诊（2018年8月31日）：服上药后，患儿喉间发声频率较前稍减少，偶有身体前倾伴躯体抽动，仍觉咽痒，偶咳，有痰，脾气暴躁较前改善。胃纳可，夜寐安，大便3至4日1次，质烂，小便调。舌淡，苔薄白。

查体：咽无充血，咽后壁可见少许白色黏性分泌物。

处方：五指毛桃15g，太子参15g，法半夏8g，钩藤10g（后下），石菖蒲10g，制远志10g，郁金12g，蝉蜕5g，辛夷7g，桔梗10g，薏苡仁15g，甘草5g。共14剂，每日1剂，水煎服。

三诊（2019年1月18日）：服上药后，患儿喉间发声频率较前减少，自行停药后，近期发作频率又较前增加，近1个月来还出现嘴角抽动、摇头、耸肩，发作频繁，仍诉咽痒，偶有咳嗽，无痰，唇干，上唇有疼痛感。脾气急躁，胃纳可，夜寐安，大便1至2日1次，质烂，小便调。舌淡红，舌尖稍红，苔白稍厚。

查体：唇周红，咽无充血，鼻甲稍肿胀，色红。

处方一：太子参15g，五指毛桃15g，法半夏8g，天麻10g，钩藤10g（后下），炒僵蚕10g，郁金12g，石菖蒲10g，制远志10g，辛夷8g，蝉蜕5g，木蝴蝶5g，甘草5g。共7剂，每日1剂，水煎服。

处方二：太子参15g，五指毛桃15g，白术10g，法半夏8g，天麻10g，钩藤10g（后下），石菖蒲10g，制远志10g，郁金12g，炒僵蚕10g，辛夷8g，蝉蜕5g，甘草5g。共14剂，每日1剂，水煎服。

（注：先服完处方一，再服处方二。）

四诊（2019年3月8日）：服上药后，患儿嘴角抽动、摇头、耸肩症状已基本消失，偶见眨眼，但腹部抽动较多，近日来喉间发声仍较频繁，无咽痒、咳嗽。今晨起见鼻流清涕，未诉鼻塞，脾气暴躁。胃纳可，夜寐安，大便2日1次，质干，小便调。舌淡，舌尖稍红，舌根部苔厚腻、色白。

查体：咽红，双侧扁桃体Ⅰ度肿大。

处方一：太子参15g，五指毛桃15g，法半夏8g，白术10g，天麻10g，钩藤10g（后下），全蝎5g，木瓜10g，石菖蒲10g，制远志10g，郁金12g，蝉蜕5g，辛夷8g，麸炒枳壳10g，甘草5g。共14剂，每日1剂，水煎服。

处方二：太子参15g，五指毛桃15g，白术10g，法半夏8g，天麻10g，钩藤10g（后下），木瓜10g，石菖蒲10g，制远志10g，郁金12g，炒僵蚕8g，蝉蜕5g，辛夷8g，麸炒枳壳10g，甘草5g。共7剂，每日1剂，水煎服。

（注：先服完处方一，再服处方二。）

按语：本案患儿初诊时以喉间发声、小动作多为主要症状，脾气急躁，喉中有痰，舌红、苔白、舌中后部苔厚，此为肝亢风动、夹有痰湿之象，故以平肝息风、化痰止痉为法，用自拟清肝息风汤加减治之。方中以钩藤、刺蒺藜息风止痉，珍珠母平肝潜阳，郁金解郁行气等，再加石菖蒲、制远志、法半夏、薏苡仁祛痰化湿，桔梗、木蝴蝶清喉利咽等。李宜瑞教授认为，小儿痰湿多者，素体脾气常虚，故二诊时标症渐轻，本虚之象渐显，即以五指毛桃、太子参培其脾虚之本。此外，抽动病情缠绵者，药效虽现，但也不宜太快停服。但外地患儿，就诊不宜，因此为减少复诊，方便服药，李宜瑞教授在维持巩固治疗的过程中，常以两方交替服用。其处方原则一致，唯个别选药针对具体症状而酌情加减，如全蝎祛风止痉之效显著，然有小毒，不宜久服，故交代家属若症减则可停用；或通过更换方药中补益药的药味或用量，防止长期服用健脾补药致过于滋腻。

医案5　肺脾气虚，风痰上扰

崔某，男，4岁，就诊于2018年11月23日。

主诉： 反复抽动2年。

病史： 患儿2年前在无明显诱因的情况下出现反复眨眼、吸鼻症状，于外院就诊，诊断为儿童抽动症。近2个月反复咳嗽，上述症状加重。现症见眨眼、吸鼻、仰头、耸肩、努嘴，发作频繁，约30s发作1次，鼻塞，无流涕，偶有咳嗽、痰多，无发热，汗多，胃纳可，难以入睡，夜寐不安，大便每日1次，质干，小便调。舌淡，苔薄白。2018年7月于外院行视频脑电图检查，报告显示为正常范围儿童脑电图；头颅MR平扫未见明显异常。既往有变应性鼻炎病史。

查体：咽红，双侧扁桃体Ⅰ度肿大。

中医诊断：儿童抽动症；鼻鼽。

西医诊断：抽动障碍；变应性鼻炎。

证候诊断：肺脾气虚，风痰上扰。

治法：健脾益气，息风化痰。

方药：扶脾息风汤加减。

处方：太子参15g，茯苓15g，白术10g，法半夏5g，天麻5g，钩藤6g（后下），龙骨15g（先煎），合欢皮10g，蝉蜕3g，辛夷5g，浮小麦15g，甘草5g。共7剂，每日1剂，水煎服。

二诊（2019年1月2日）：服上药后，患儿眨眼、耸肩、仰头等症状有所加重。前晚发热，热峰38℃，予小儿感冒冲剂口服后热退，现流清涕，鼻塞，伴早晚轻咳，痰少，运动后明显，时有清嗓声，目眵秽稠，夜眠不安，大便每日1次，质干，小便调。舌红，苔白、厚腻。

处方：太子参12g，五指毛桃15g，茯苓15g，钩藤6g（后下），炒僵蚕6g，合欢皮10g，蝉蜕3g，辛夷5g，白芷5g，苦杏仁7g，薏苡仁12g，莱菔子8g，甘草3g。共7剂，每日1剂，水煎服。

三诊（2019年2月22日）：服上药后，患儿仍有咳嗽，以白天咳嗽为主，遇天气变化则增多，有痰，今晨起伴流清涕，无咽痒、咽痛，胃纳可，口气稍重，眠欠佳，辗转反侧，大便质稍硬，每日1次，小便调。近半个月患儿仍有眨眼、耸肩、仰头动作，清嗓，夜间明显，出汗减少，脾气较急。舌淡红，苔薄白。

处方一：天麻5g，钩藤8g（后下），法半夏5g，苦杏仁8g，连翘8g，薏苡仁10g，辛夷4g，防风4g，蝉蜕3g，桔梗8g，五指毛桃15g，神曲10g，甘草3g。共4剂，每日1剂，水煎服。

处方二：太子参15g，五指毛桃15g，白术10g，法半夏5g，天麻5g，钩藤8g（后下），宽筋藤10g，防风4g，蝉蜕3g，辛夷4g，神曲10g，甘草3g。共10剂，每日1剂，水煎服。

（注：先服完处方一，再服处方二。）

四诊（2019年3月22日）：服上药后，患儿抽动、咳嗽症状较前明显改善，眨眼、耸肩、仰头动作已基本消失，偶有喉间发声，玩电子产品时偶有搓手指动作。鼻塞，流黄稠鼻涕，偶有阵发性单声咳，运动后咳嗽加重，喉中有痰，咳甚则呕吐少量胃内容物，非喷射状。汗多，口气稍重，胃纳可，大便干，两日1次，小便调，眠欠安。舌质红，苔白根厚。

查体：咽稍红，后壁可见白色分泌物。

处方：钩藤8g（后下），宽筋藤10g，木瓜10g，五指毛桃15g，蝉蜕3g，桔梗8g，木蝴蝶5g，辛夷4g，蛤壳10g（先煎），连翘8g，干鱼腥草6g，薏苡仁10g，甘草3g。共10剂，每日1剂，水煎服。

五诊（2019年4月10日）：服上药后，患儿眨眼、耸肩、仰头、搓手指动作等基本消失。今晨起又打喷嚏，流少许黄稠鼻涕。偶有单声咳，眼眵稍多，喉中有痰。口气稍大，胃纳可，夜寐安，汗多，大便每日1次，质干，小便调。舌淡红，苔白。

查体：鼻甲内可见涕痂。

处方一：钩藤6g（后下），法半夏4g，白术6g，五指毛桃15g，辛夷4g，桔梗8g，蝉蜕3g，防风4g，蛤壳10g（先煎），薏苡仁10g，神曲10g，甘草3g。共7剂，每日1剂，水煎服。

处方二：太子参12g，五指毛桃15g，茯苓10g，白术6g，法半夏5g，防风4g，蝉蜕3g，辛夷4g，桔梗8g，山楂6g，甘草3g。共7剂，每日1剂，水煎服。

（注：先服完处方一，再服处方二。）

按语：本案儿童抽动症患儿共患变应性鼻炎，汗多、舌淡苔白，为肺脾气虚之象，脾虚运化不力，易内生痰湿，风痰上扰，故见眨眼、吸鼻、仰头、耸肩、努嘴等诸般抽动症状。治以健脾益气、息风化痰为法，予扶脾息风汤加减治之。二诊、三诊、四诊时，患儿外感症状明显，故先后加炒僵蚕、苦杏仁、白芷、连翘、干鱼腥草、防风、薏苡仁、辛夷等疏风清热、化痰通窍。然虽有外感，肺脾气虚仍为根本，故李宜瑞教授开处方一以急则治标，处方二则继续健脾化痰、息风止痉，标本兼治。肺脾气虚体质的患儿，易反复外感，可致抽动症状反复，自当先疏散外邪，但邪势稍减，则要注意固其根本。

医案6　肝阳亢盛，心火扰神

李某，男，7岁，就诊于2018年12月19日。

主诉：睡眠不安2个月余，频繁耸肩2周。

病史：2个月余前家属发现患儿后半夜常眠不安，翻来覆去，时有睡眠时坐起，哭叫，盗汗。近2周常有频繁耸肩动作，受凉后耸肩程度更加明显，脾气急躁，活动过多，注意力欠集中。学校老师诉其上课不专心，小动作多，不耐烦。口气重，胃纳可，大便干，1至2日1次，小便臭秽。舌边尖红，苔白腻。

查体：咽后壁充血，双侧扁桃体Ⅱ度肿大。

中医诊断：儿童抽动症；儿童多动症；夜惊。

西医诊断：抽动障碍；注意缺陷多动障碍；睡眠障碍。

证候诊断：肝阳亢盛，心火扰神。

治法：平肝潜阳，清心安神。

方药：清肝息风汤加减。

处方：钩藤10g（后下），珍珠母20g（先煎），郁金10g，炒酸枣仁10g，生地黄12g，灯心草1g，浮小麦20g，连翘10g，莱菔子10g，甘草5g。共7剂，每日1剂，水煎服。

二诊（2018年12月26日）：服上药后，患儿症状即有好转，眠转安，耸肩频率减少，活动时稍增加。脾气较急躁，无耐心，注意力不集中，胃纳可，二便尚调。平素易出汗。舌红有芒刺，苔白。

查体：咽红，咽后壁有少许分泌物，鼻甲红肿，鼻腔内可见分泌物。

辅助检查：2018年12月19日于我院行视听整合连续测试，报告显示该患儿的综合-控制力商数和综合-注意力商数均小于85，支持注意缺陷多动障碍诊断。

处方：太子参15g，白术8g，茯神8g，天麻6g，钩藤8g（后下），葛根8g，龙骨15g（先煎），石菖蒲8g，制远志8g，浮小麦15g，合欢皮10g，甘草5g。共7剂，每日1剂，水煎服。

三诊（2019年1月2日）：服上药后，患儿耸肩症状基本缓解，但出现双下肢不自主弯曲抖腿动作，注意力仍难集中，脾气躁，睡眠不安稳，纳眠可，二便调，口气稍重。舌尖少红，苔薄黄，舌中部苔稍厚。

处方：太子参15g，茯神15g，白术8g，天麻6g，钩藤8g（后下），宽筋藤12g，龙骨15g（先煎），石菖蒲8g，制远志8g，薏苡仁12g，合欢皮10g，首乌藤12g，甘草3g。共7剂，每日1剂，水煎服。

四诊（2019年1月9日）：服上药后，患儿双下肢抖动症状较前明显好转，无耸肩等其他抽动症状，后半夜睡眠仍不安稳，注意力仍不能集中，好动，胃纳一般，口气稍重，大便时溏时结，两日1次。舌尖红，苔白厚，兼有芒刺。

处方：太子参15g，白术10g，茯神15g，钩藤8g（后下），木瓜10g，郁金10g，合欢皮10g，龙骨15g（先煎），制远志8g，石菖蒲8g，甘草泡地龙10g，焦山楂6g，甘草3g。共20剂，每日1剂，水煎服。

五诊（2019年1月30日）：服上药后，患儿双下肢抖动情况较前明显好转，偶有发作，睡眠时有不安稳，多梦，注意力较前提高，胃纳一般。时有鼻痒，喜抠鼻，易流鼻血。舌尖稍红，苔白厚。

查体：唇红，鼻甲肿胀。

处方：太子参15g，白术10g，制远志8g，茯神15g，钩藤10g，龙齿12g（先煎），石菖蒲8g，合欢皮10g，甘草泡地龙8g，首乌藤10g，莱菔子10g，鸡内金10g，甘草3g。共14剂，每日1剂，水煎服。

按语：本案抽动症患儿共患注意缺陷多动障碍、睡眠障碍两症。初诊时，患儿脾气急躁、活动过多，有睡眠烦躁、口气重、大便干、小便臭、舌边尖红等热盛阳亢表现，证候诊断为肝阳亢盛、心火扰神，治以平肝潜阳、清心安神为法，处以清肝息风汤加减治之，方中钩藤、珍珠母平肝潜阳、清热息风，郁金、生地黄、炒酸枣仁凉血清心、解郁安神。二诊后患儿热象减，继续在原方的基础上加四君子汤健脾固本，对于睡眠烦躁患者，常以茯神易茯苓以健脾兼安神。此外，李宜瑞教授认为脾藏意，注意力不集中与脾虚密切相关，故各治疗过程均注重健脾固本，但扶正固本非一日之功，需长期坚持，结合外部环境、教育方式的改善，方可获得较好疗效。

医案7　肺脾气虚，风痰上扰

陈某，男，7岁，就诊于2018年7月18日。

主诉：抽动6个月。

病史：患儿6个月前在无明显诱因的情况下出现吸鼻、耸肩、皱眉、伸颈、眨眼、咧嘴、下肢抖动等症，写作业或紧张时症状加重，学习成绩尚可，纳眠一般，大便呈羊屎状，小便调。舌淡红，苔薄白，舌根部苔稍厚。近期有荨麻疹病史，既往有变应性鼻炎病史，1年半前行扁桃体切除术。

查体：鼻腔内可见黄色鼻涕，下鼻甲稍肿大。

中医诊断：儿童抽动症；鼻鼽。

西医诊断：抽动障碍；变应性鼻炎。

证候诊断：肺脾气虚，风痰上扰。

治法：健脾益气，息风化痰。

方药：扶脾息风汤加减。

处方：太子参15g，茯苓15g，白术10g，柴胡10g，法半夏6g，天麻6g，蝉蜕3g，钩藤7g（后下），龙骨15g（先煎），郁金10g，合欢皮10g，徐长卿8g，甘草4g。共14剂，每日1剂，水煎服。

二诊（2018年7月25日）：服上药后，患儿仍有耸肩、伸颈动作，但面部抽动症状较前好转，学习时发作较明显，偶有腹部抽动、甩手。平素出汗较多，多为头汗，口气较重，仍时有皮疹作痒。胃纳一般，眠可，大便呈羊屎颗粒状，2至3日1次，小便调。舌红，舌根部苔白、厚腻。

处方：太子参15g，茯苓15g，白术10g，天麻6g，钩藤8g（后下），蝉蜕5g，合欢皮10g，葛根10g，薏苡仁15g，徐长卿8g，赤芍10g，山楂10g，莱菔子10g，甘草4g。共7剂，每日1剂，水煎服。

三诊（2018年8月3日）：服上药后，患儿伸颈、耸肩、腹部抽动症状较前改善，频率较少，偶有咧嘴，看电视、做作业、穿衣时伸颈、耸肩动作增多，诉肩颈不适，眠不安，伴口疮、疼痛，口气稍重，胃纳可，汗不多，大便2至3日1次，呈羊粪状。舌淡红，苔白厚。

处方：太子参15g，茯苓15g，白术10g，天麻6g，钩藤8g（后下），蝉蜕4g，合欢皮10g，葛根10g，薏苡仁15g，徐长卿8g，白鲜皮8g，山楂10g，莱菔子10g，甘草4g。共14剂，每日1剂，水煎服。

四诊（2018年8月17日）：服上药后，患儿耸肩、伸颈动作明显减少，偶有咧嘴、腹部抽动。舌红，苔白、厚腻。

处方：太子参15g，茯苓15g，白术10g，天麻6g，钩藤8g（后下），炒僵蚕8g，合欢皮10g，葛根10g，木瓜10g，薏苡仁15g，徐长卿8g，甘草4g。共14剂，每日1剂，水煎服。

按语：本案抽动症患儿既往有变应性鼻炎病史，素体肺脾气虚，脾运不健，易内生痰湿，风痰内扰，故见吸鼻、耸肩、皱眉、伸颈、眨眼、咧嘴、下肢抖动等各种抽动症状。治以健脾益气、息风化痰为主，予扶脾息风汤加减治之。患儿在做作业、紧张时抽动症状加重，则以柴胡、郁金、合欢皮疏肝解郁，而对于颈项、肢体等抽动，李宜瑞教授常选用木瓜、葛根、宽筋藤等药舒筋活络止痉。二诊时，患儿抽动症状减轻，但有口气、大便干燥，考虑为脾虚运化不足，内有积滞，加莱菔子、山楂以消食化积。对于荨麻疹患者，李宜瑞教授善以徐长卿、蝉蜕、白鲜皮等祛风化湿止痒。

医案8　脾虚肝亢，风痰上扰

廖某，男，8岁，就诊于2018年7月25日。

主诉：抽动2年。

病史：患儿自2年前上小学后，反复咳嗽数月后，开始出现频繁清嗓音，自诉"咽痒""好像有痰"，并有眨眼、蹬足动作，看电视时发作明显，偶有用手搓鼻、咧嘴动作。平素汗多，多为头汗，口臭，纳眠可，时有腹痛，多为餐后痛，大便呈颗粒状，每日1次，小便调。舌淡红，苔白。既往有变应性鼻炎病史。

查体：双眼下睑浮肿、暗红，鼻黏膜色苍白，下鼻甲肿胀、暗红；咽稍红，咽后壁可见滤泡和少许黏性分泌物，双侧扁桃体Ⅱ度肿大。

中医诊断：儿童抽动症；鼻鼽。

西医诊断：抽动障碍；变应性鼻炎。

证候诊断：脾虚肝亢，风痰上扰。

治法：健脾化痰，平肝息风。

方药：扶脾息风汤加减。

处方：太子参15g，茯苓15g，白术10g，北柴胡8g，法半夏7g，龙骨15g（先煎），宽筋藤15g，天麻8g，刺蒺藜8g，蝉蜕4g，辛夷6g，乌梅10g，甘草4g。共7剂，每日1剂，水煎服。

二诊（2018年8月1日）：服上药后，患儿仍有眨眼、搓鼻、清嗓动作，伴眼痒、鼻痒而揉眼、揉鼻，看电视时可见蹬足。汗出减少，口臭亦轻，偶诉餐后腹痛，纳眠可，二便调。舌淡红，苔白。

处方：太子参15g，茯苓15g，白术10g，龙骨15g（先煎），宽筋藤10g，炒僵蚕6g，蝉蜕4g，木蝴蝶5g，乌梅10g，辛夷6g，鸡内金10g，甘草4g。共7剂，每日1剂，水煎服。

三诊（2018年8月8日）：服上药后，患儿症状大致如前，仍有眨眼、清嗓动作，看电视时多动，鼻痒，时有打喷嚏，无腹痛。舌淡，苔薄黄、稍腻。

处方：太子参15g，五指毛桃15g，茯苓15g，白术10g，龙骨15g（先煎），炒僵蚕6g，蝉蜕4g，桔梗10g，乌梅10g，辛夷6g，鸡内金10g，甘草4g。共14剂，每日1剂，水煎服。

四诊（2018年8月22日）：服上药后，患儿眨眼减少，偶有夜间咳嗽，无痰，咽痒，无鼻塞、流涕。近日偶有脐周痛，无呕吐、腹泻。脾气暴躁，注意力不集中，成绩尚可，与同学关系良好。纳眠可，偶有半夜觉醒。大便每日1次，质黏，小便调。舌淡红，苔薄白。

查体：双眼下睑浮肿。

处方：太子参15g，五指毛桃15g，茯苓15g，白术10g，炒僵蚕6g，刺蒺藜8g，龙骨15g（先煎），蝉蜕4g，乌梅10g，辛夷6g，徐长卿10g，白茅根10g，甘草4g。共17剂（前4剂另加苦杏仁10g），每日1剂，水煎服。

按语：本案抽动症患儿以反复清嗓、吸鼻、眨眼、蹬足为主要症状，共患变应性鼻炎，且平素时有腹痛不适、汗多等症，提示肺脾气虚，运化不足，易生痰湿，脾虚木乘，肝风夹痰上扰，故见上述症状。其主要病机为脾虚风痰内

扰，治以健脾化痰、平肝息风为主，以自拟扶脾息风汤加减。二诊时，患儿仍有餐后腹痛，考虑积滞明显，故在健脾的同时加鸡内金以消食化积。患儿共患变应性鼻炎，故方中以辛夷、蝉蜕、徐长卿等祛风、通窍、止痒。经坚持治疗，患儿抽动症状明显改善，后期治疗加五指毛桃等以健脾益气固本。

医案9 脾虚肝亢

欧阳某，男，12岁，就诊于2018年7月18日。

主诉： 抽动6年余。

病史： 患儿6年余前出现反复眨眼，吸鼻伴左侧耸肩，时有伸手臂动作，喉中有痰声，汗多，脾气较急躁。6岁起上课注意力不集中，小动作多，喜咬指甲。多梦，易受惊吓，平素大便多烂，小便偏黄，胃纳尚可。舌淡红，苔白。该患儿为早产儿。

查体： 咽红，双侧扁桃体Ⅱ度肿大，咽后壁见较多淋巴滤泡，鼻黏膜色淡红。

中医诊断： 儿童抽动症；儿童多动症。

西医诊断： 抽动障碍；注意缺陷多动障碍。

证候诊断： 脾虚肝亢。

治法： 健脾平肝，息风止痉。

方药： 扶脾息风汤加减。

处方： 太子参15g，茯苓15g，白术10g，北柴胡10g，白芍12g，天麻8g，钩藤8g（后下），炒僵蚕8g，龙骨15g（先煎），珍珠母15g（先煎），葛根10g，甘草5g。共14剂，每日1剂，水煎服。

二诊（2018年8月3日）：服上药后，患儿抽动症状缓解不明显，频繁清嗓、吸鼻，吸鼻动作伴随左侧耸肩，眨眼多，自觉鼻涕倒流至咽部，咽中有异物感，偶有鼻塞。脾气急躁，上课注意力不集中，爱与他人讲话，小动作多，成绩一般。汗多，入睡迟，胃纳可，大便每日2至3次，小便调。舌淡红，苔稍黄。

查体：咽红，双侧扁桃体Ⅱ度肿大，咽后壁见较多淋巴滤泡，鼻甲暗红、肿胀，鼻黏膜色苍白。

辅助检查：血液生化检查显示总胆固醇为5.56mmol/L，尿组合、血常规未见异常。

处方：茯苓15g，北柴胡10g，赤芍10g，天麻8g，钩藤10g（后下），炒僵蚕8g，刺蒺藜10g，全蝎5g，龙骨15g（先煎），珍珠母15g（先煎），葛根10g，辛夷8g，甘草5g。共14剂，每日1剂，水煎服。

三诊（2018年9月7日）：服上药后，患儿眨眼、吸鼻、清嗓动作较前明显减少，仍有耸肩，鼻塞较前好转，注意力仍不集中，小动作多，汗多，胃纳可，二便调。舌淡红，苔稍黄。

处方：太子参15g，茯苓15g，钩藤10g（后下），天麻8g，龙骨20g（先煎），石菖蒲10g，制远志10g，葛根10g，辛夷8g，蝉蜕4g，甘草5g。共28剂，每日1剂，水煎服。

四诊（2018年10月19日）：服上药后，患儿抽动症状大致如前，鼻塞较前好转，注意力仍欠集中，小动作仍多，胃纳可，夜寐安，二便调。舌淡，苔薄白。

处方：太子参15g，法半夏8g，天麻8g，钩藤10g（后下），炒僵蚕10g，刺蒺藜10g，甘草泡地龙10g，蝉蜕4g，龙骨20g（先煎），石菖蒲10g，制远志10g，葛根10g，甘草5g。共28剂，每日1剂，水煎服。

五诊（2018年12月5日）：服上药后，患儿抽动症状较前好转，耸肩频率明显减少，偶有眨眼，脾气急躁，上课注意力欠集中，易出汗，纳眠可，二便调。舌淡，苔白。

处方：太子参15g，法半夏8g，白术10g，天麻8g，钩藤10g（后下），葛根10g，龙骨20g（先煎），石菖蒲10g，制远志10g，蝉蜕4g，合欢皮10g，甘草5g。共24剂，每日一剂，水煎服。

按语：本案患儿抽动病史较长，以反复吸鼻、耸肩、伸手臂为主要症状。患儿为早产儿，先天不足，平素大便多烂，易受惊吓，出汗多，提示为脏腑功能不足之本虚体质，脾虚木乘，肝亢风动，故见抽动、脾气急躁、注意力不集中、小动作多等症。脾为后天之本，健脾方可固本，故予扶脾息风汤加减，以健脾平肝、息风止痉。对于病史较长，抽动症状明显、顽固者，李宜瑞教授善用全蝎、僵蚕、地龙等虫类药以祛风止痉，疗效显著。该患儿兼有注意力不集中、小动作多、脾气急躁症状，以龙骨、珍珠母、石菖蒲、制远志平肝潜阳、开窍宁神。经坚持治疗，患儿抽动、多动等症状均明显改善。

医案10　　肝亢风动

李某，男，7岁，就诊于2019年4月17日。

主诉：抽动半年余。

病史：患儿半年余前在无明显诱因的情况下出现频繁眨眼、吸鼻、伸颈、转右手腕、清嗓症状，自觉鼻痒。上课注意力欠集中，成绩尚可。平素胆怯，易急躁、固执。大便偏干，小便调，纳眠可。舌红，苔白。既往有慢性鼻窦炎病史。

查体：鼻腔内有少量黏稠分泌物。

中医诊断：儿童抽动症；鼻渊。

西医诊断：抽动障碍；慢性鼻窦炎。

证候诊断：肝亢风动。

治法：平肝息风止痉。

方药：清肝息风汤加减。

处方：天麻6g，钩藤8g（后下），刺蒺藜7g，白芍10g，郁金10g，葛根8g，谷精草8g，薏苡仁12g，法半夏5g，辛夷5g，蝉蜕3g，甘草3g。共14剂，每日1剂，水煎服。

二诊（2019年4月26日）：服上药后，患儿眨眼、伸颈、转手腕等动作频率较前减少。3日前出现咳嗽，有痰难咳，无咽痛、咽痒，无发热，无鼻塞、流涕。舌红，苔黄腻。

查体：双侧扁桃体Ⅰ度肿大，双肺呼吸音稍粗。

处方：天麻6g，钩藤8g（后下），刺蒺藜7g，白芍10g，郁金10g，葛根8g，法半夏5g，茯苓15g，蒸陈皮5g，辛夷5g，蝉蜕3g，姜厚朴5g，甘草3g。共14剂，每日1剂，水煎服。

三诊（2019年6月14日）：服上药后，患儿眨眼频率较前减少，眨眼时伴伸颈，偶有清嗓、吸鼻，注意力较前集中。舌红，苔白厚。

查体：咽后壁可见黏稠分泌物。

处方：天麻6g，钩藤8g（后下），郁金10g，葛根8g，薏苡仁15g，茯苓15g，蒸陈皮5g，麸炒枳壳6g，辛夷5g，蝉蜕3g，桔梗10g，甘草3g。共12剂，每日1剂，水煎服。

四诊（2019年7月5日）：服上药后，患儿眨眼症状减轻，无伸颈。近2日出现咳嗽、咳痰，伴鼻塞，无发热。舌红，苔白。

查体：咽后壁可见白色分泌物。

处方：钩藤8g（后下），天麻5g，郁金7g，茯苓15g，蒸陈皮5g，甘草泡地龙8g，桔梗10g，辛夷5g，蝉蜕3g，薏苡仁12g，甘草3g。共14剂，每日1剂，水煎服。

按语：本案患儿除抽动症状外，性情急躁、固执，舌红，此为肝亢风动之象，故治以平肝息风止痉为主。二诊时，患儿痰湿症状明显，故加二陈汤以燥湿化痰。对于伸颈动作，李宜瑞教授善用葛根舒筋解肌止痉；眨眼频多，多以谷精草清肝祛风明目。经坚持治疗，患儿抽动症状明显减轻。该患儿共患慢性鼻窦炎，咽后壁反复有分泌物，故在治疗过程中用辛夷、蝉蜕、桔梗等宣肺通窍。

医案11　肺脾气虚，风痰上扰

李某，男，10岁4个月，就诊于2018年8月29日。

主诉：反复抽动1年余。

病史：患儿1年余前在无明显诱因的情况下出现不自主扭颈、点头，外院诊断为抽动障碍，予硫必利片口服后症状得到控制，随即逐渐减量。停药3个月（2018年4月至2018年7月）后在无明显诱因的情况下症状复发，现扭颈，伴清嗓，自觉喉部不适，有痰。近日服用硫必利片0.05g，每日2次，胃纳尚可，二便调，夜寐安。舌淡红，苔白、厚腻。既往有变应性鼻炎病史。

查体：双侧扁桃体Ⅱ度肿大，咽后壁可见白色分泌物，双下鼻甲色红、肿大。

中医诊断：儿童抽动症；鼻鼽。

西医诊断：抽动障碍；变应性鼻炎。

证候诊断：肺脾气虚，风痰上扰。

治法：健脾益气，化痰息风。

方药：扶脾息风汤加减。

处方：太子参15g，茯苓15g，白术10g，法半夏8g，蒸陈皮5g，天麻8g，钩藤10g（后下），刺蒺藜8g，葛根10g，石菖蒲10g，薏苡仁15g，辛夷6g，甘草3g。共14剂，每日1剂，水煎服。

二诊（2018年9月12日）：服上药后，患儿扭颈次数较前减少，诉咽痛，有痰，纳眠可，二便调。今日晨起后偶有咳嗽，痰少，无鼻塞、流涕。舌淡，苔白、稍厚，有裂纹。

处方：太子参15g，白术10g，茯苓15g，法半夏8g，蒸陈皮5g，天麻8g，钩藤10g（后下），葛根10g，石菖蒲10g，薏苡仁15g，辛夷6g，甘草3g。共14剂，每日1剂，水煎服。

三诊（2018年10月10日）：服上药后，患儿扭颈次数较前减少，仅在与人交谈时较明显，偶有清嗓，纳眠可，二便调。舌淡红，苔白厚，舌中有裂纹。

处方：太子参15g，茯苓15g，白术10g，法半夏8g，天麻8g，钩藤10g（后下），炒僵蚕8g，石菖蒲10g，葛根10g，薏苡仁15g，辛夷6g，甘草3g。共14剂，每日1剂，水煎服。

四诊（2018年10月24日）：服上药后，患儿扭颈次数较前继续减少，喉中可咳出少量白色黏痰，自觉鼻涕倒流。胃纳可，二便调。舌淡，苔白，舌中有裂纹。

查体：咽无充血，咽后壁可见白色分泌物。

处方：太子参15g，五指毛桃20g，茯苓15g，白术10g，法半夏8g，天麻8g，钩藤10g（后下），炒僵蚕8g，葛根10g，石菖蒲10g，郁金10g，甘草3g。共14剂，每日1剂，水煎服。

五诊（2018年11月23日）：服上药后，患儿扭颈症状减轻，无清嗓声。鼻塞，纳眠可，二便调。舌红，边有芒刺，苔白厚。

处方一：太子参15g，五指毛桃20g，茯苓15g，白术10g，蒸陈皮5g，化橘红5g，天麻8g，石菖蒲10g，郁金10g，牡蛎15g（先煎），葛根10g，甘草3g。共15剂，每日1剂，水煎服。

处方二：太子参15g，五指毛桃20g，茯苓15g，白术10g，蒸陈皮5g，化橘红5g，天麻8g，牡蛎15g（先煎），石菖蒲10g，郁金10g，葛根10g，薏苡仁15g，甘草3g。共7剂，每日1剂，水煎服。

（注：先服完处方一，再服处方二。）

六诊（2019年1月30日）：服上药后，患儿扭颈症状基本消失，无清嗓声，喉中仍有痰，色白、质稠，无鼻塞，纳眠可，二便调。舌淡，苔白。

查体：咽红，咽后壁可见白色分泌物。

处方：太子参10g，五指毛桃20g，茯苓15g，陈皮10g，枳壳10g，钩藤10g（后下），郁金10g，桔梗10g，木蝴蝶10g，甘草3g。共15剂，每日1剂，水煎服。

按语：本案抽动症患儿抽动病史较长，曾予西药治疗，症状反复。患儿共患鼻鼽，反复有咽后壁涕样分泌物，结合其舌淡红、苔厚腻等舌象，考虑其主要病机为素体肺脾气虚，痰湿内蕴，肝风夹痰内扰，故见扭颈、点头、清嗓等症。故以健脾益气、化痰息风为法，予扶脾息风汤加减治之，方中以钩藤、刺蒺藜平肝息风止痉，葛根舒筋解肌止痉，石菖蒲化湿通窍。患儿鼻涕倒流，喉中有痰，痰湿之证明显，故蒸陈皮、化橘红共用，加强燥湿化痰之功。该患儿经近半年的坚持治疗，抽动症状基本消失，病程中均坚持健脾化湿，以图治本。

医案12 脾虚肝亢

贾某，男，4岁，就诊于2018年5月9日。

主诉：抽动1个月余。

病史：患儿1个月余前鼻炎发作后出现鼻、面部、耳抽动，努嘴，看电视时明显，入睡前较多。平素脾气急躁，鼻塞，夜间明显，流白色鼻涕，打喷嚏，鼻痒，时口臭，胃纳可，夜寐安，大便每日1次，质干，小便尚调。舌淡红，苔白，舌中部苔厚腻。既往有变应性鼻炎病史，1年前曾患川崎病。

查体：咽红，双侧扁桃体Ⅱ度肿大。

中医诊断：儿童抽动症；鼻鼽。

西医诊断：抽动障碍；变应性鼻炎。

证候诊断：脾虚肝亢。

治法：健脾化湿，平肝息风。

方药：扶脾息风汤加减。

处方：太子参15g，五指毛桃15g，茯苓15g，白术8g，法半夏5g，蒸陈皮4g，钩藤6g（后下），龙骨15g（先煎），郁金8g，石菖蒲6g，辛夷4g，防风5g，甘草3g。共7剂，每日1剂，水煎服。

二诊（2018年5月18日）：服上药后，患儿症状减轻，看视频及睡前时有抬眉，撇嘴，耳抽动，偶见眨眼，脾气易急躁，汗多，偶打喷嚏，夜寐欠安，难入睡，胃纳可，二便调。舌尖偏红，有芒刺，苔白，舌根部苔厚腻。

处方：太子参15g，茯苓15g，白术8g，法半夏5g，蒸陈皮4g，钩藤6g（后下），龙骨15g（先煎），辛夷4g，广藿香6g，甘草3g。共7剂，每日1剂，水煎服。

三诊（2018年6月27日）：服上药后，患儿症状较前减轻，偶有眨眼、吸鼻、咧嘴，看电视时稍增多，脾气较前好转，近2日夜间可闻及咳痰声，胃纳可，眠一般，二便调。舌淡，苔厚、微黄。

查体：咽红，咽后壁可见少许白色分泌物。

处方：太子参15g，五指毛桃15g，茯苓15g，白术10g，法半夏5g，蒸陈皮4g，龙骨15g（先煎），炒僵蚕5g，防风5g，辛夷5g，石菖蒲6g，广藿香8g，甘草3g。共10剂，每日1剂，水煎服。

按语：本案抽动症患儿共患变应性鼻炎，素体肺脾气虚，运化不足，痰湿内蕴，土虚木乘，肝风内动，出现鼻、面部、耳抽动，其主要病机以脾虚湿蕴为本，肝风内动为标，治以健脾化湿、平肝息风为法，予扶脾息风汤加减治之。该患儿有变应性鼻炎病史，常有鼻塞、流涕、打喷嚏、鼻痒，且舌苔厚腻，此为脾虚痰湿之象，故选用防风、辛夷、广藿香、石菖蒲等疏风化湿通窍。

医案13 脾虚肝亢

郑某，男，6岁，就诊于2018年8月3日。

主诉：反复抽动2年。

病史：患儿2年前开始频繁眨眼，当时至眼科就诊，予眼药水（具体不详）治疗后症状好转，半年后又出现努嘴、耸鼻，至外院就诊，诊断为抽动障碍，规律服用妥泰、左卡尼汀、硫必利1年余，症状可控制。2个月前上述症状加重，现频繁眨眼、耸鼻、努嘴，平素脾气暴躁，老师反映其上课难以静坐，注意力不集中，小动作多，胃纳欠佳，夜寐尚安，大便多烂，小便调。舌淡红，苔白、厚腻。既往有变应性鼻炎病史。

中医诊断：儿童抽动症；儿童多动症。

西医诊断：抽动障碍；注意缺陷多动障碍。

证候诊断：脾虚肝亢。

治法：理脾缓肝，强土制木。

方药：扶脾息风汤加减。

处方：太子参15g，茯苓15g，白术10g，法半夏6g，钩藤8g（后下），刺蒺藜8g，龙骨15g（先煎），珍珠母15g（先煎），辛夷6g，乌梅10g，广藿香10g，甘草3g。共14剂，每日1剂，水煎服。

二诊（2018年8月17日）：服上药后，患儿耸鼻次数减少，偶有努嘴，现眨眼仍发作频繁，脾气较急躁，胃纳一般，偏食，不喜肉食，眠可，大便每日1次，偏稀、不成形，小便调。舌淡，苔薄白，舌根部苔厚腻。

查体：咽无充血，双眼结膜充血。

处方：太子参15g，茯苓15g，白术10g，法半夏6g，钩藤8g（后下），龙骨15g（先煎），珍珠母15g（先煎），谷精草10g，蝉蜕3g，辛夷6g，广藿香10g，鸡内金10g，甘草3g。共14剂，每日1剂，水煎服。

三诊（2018年9月26日）：服上药后，患儿眨眼发作频率明显减少，但仍有耸鼻、努嘴，伴清嗓。1周前被老师责罚后，眨眼、耸鼻、努嘴、清嗓又明显加重，注意力欠集中，脾气急躁，胃纳较前好转，二便调。舌红，苔厚腻。

处方一：茯苓15g，法半夏6g，蒸陈皮5g，钩藤8g（后下），炒僵蚕8g，郁金10g，龙骨15g（先煎），珍珠母15g（先煎），蝉蜕4g，辛夷5g，广藿香10g，甘草3g。共7剂，每日1剂，水煎服。

处方二：太子参15g，五指毛桃15g，茯苓15g，法半夏6g，蒸陈皮5g，钩藤8g（后下），龙骨15g（先煎），珍珠母15g（先煎），郁金10g，炒僵蚕8g，蝉蜕4g，辛夷5g，广藿香10g，甘草3g。共21剂，每日1剂，水煎服。

（注：先服完处方一，再服处方二。）

四诊（2018年11月23日）：服上药后，患儿眨眼次数较前明显减少，耸鼻明显，发作频繁，无鼻痒，无鼻塞，无流涕，无清嗓，注意力较前集中，情绪较前改善，胃纳可，夜寐安，二便调。舌淡红，苔白厚。

处方：法半夏6g，茯苓15g，蒸陈皮5g，钩藤8g（后下），郁金10g，龙骨15g（先煎），蝉蜕4g，辛夷5g，白芷5g，广藿香10g，甘草3g。共20剂（后10剂加五指毛桃15g），每日1剂，水煎服。

五诊（2019年1月25日）：服上药后，患儿眨眼、耸鼻发作次数较前明显减少，偶有清嗓，情绪改善，无鼻痒，无鼻塞，无流涕，胃纳可，夜寐安，大便每日2至3次，成形，小便调。舌淡，舌尖红，苔白厚。

处方：五指毛桃15g，茯苓15g，白术10g，法半夏6g，蒸陈皮5g，钩藤8g（后下），龙骨15g（先煎），郁金10g，蝉蜕4g，辛夷5g，广藿香10g，净山楂7g，甘草3g。共20剂，每日1剂，水煎服。

六诊（2019年4月10日）：服上药后，患儿抽动症状明显好转，偶有耸鼻，情绪较好，伙伴关系改善，胃纳尚可，偏食，夜寐安，二便调。舌尖稍红，苔白、稍厚。

处方：五指毛桃15g，茯苓15g，白术8g，法半夏6g，龙骨15g（先煎），郁金10g，辛夷5g，净山楂7g，薏苡仁15g，广藿香10g，甘草3g。共16剂，每日1剂，水煎服。嘱家属观察患儿舌不红时可加入太子参15g，抽动明显时加入钩藤8g（先煎）。

> **按语：** 本案抽动症患儿共患多动症，为肺脾气虚体质。患儿眨眼症状突出，李宜瑞教授对此善用谷精草以祛风明目退翳，并常配合蝉蜕、刺蒺藜治之。对于注意力不集中、多动及脾气暴躁症状，以龙骨、珍珠母、郁金平肝潜阳、清心安神。患儿素有变应性鼻炎，并见耸鼻症状，以蝉蜕、辛夷、白芷祛风通窍。经多次精心诊治后，患儿抽动症状明显减轻，此时更应注意固本扶正以图根本，故用五指毛桃、太子参、茯苓、白术等健脾益气。

医案14　　脾虚肝亢

吴某，男，6岁，就诊于2018年6月13日。

主诉： 抽动2年。

病史： 患儿2年前出现频繁搐鼻、咧嘴，于外院诊断为鼻炎及轻度抽动障碍。1年前上述症状加重，又出现摇头、耸肩等症状，经治疗（具体不详）后症状稍好转。此后因鼻炎发作，上述抽动症状再次加重，劳累、紧张时更甚。现主要表现为频繁搐鼻、咧嘴，偶有上肢抽动，时有鼻痒、流涕，睡眠时打鼾，时有张口呼吸，汗多。注意力欠佳，上课时有小动作，胃纳可，夜寐安，二便调。舌边尖红，苔薄白。既往有腺样体肥大病史。

查体：咽无充血，咽后壁可见滤泡增生，鼻黏膜色红，双鼻甲稍肿胀。

中医诊断：儿童抽动症；鼻鼽。

西医诊断：抽动障碍；变应性鼻炎。

证候诊断：脾虚肝亢。

治法：健脾益气，平肝息风。

方药：扶脾息风汤加减。

处方：太子参15g，茯苓15g，白术10g，白芍12g，法半夏8g，钩藤10g（后下），炒僵蚕5g，龙骨15g（先煎），牡蛎15g（先煎），郁金10g，辛夷4g，甘草5g。共7剂，每日1剂，水煎服。

二诊（2018年7月27日）：服上药后，患儿症状稍减轻，仍有咧嘴，偶有眨眼，耸肩，揉眼，揉鼻，每日晨起鼻塞，有少许流涕，时有盗汗，胃纳可，睡眠时打鼾，夜寐尚安，二便调，每晚夜尿1次。舌偏红，苔薄白，舌中部苔偏厚。

查体：鼻黏膜色苍白，双鼻甲稍肿胀、色暗红，未见分泌物。

处方：太子参15g，茯苓15g，白术10g，法半夏5g，白芍10g，钩藤8g（后下），炒僵蚕5g，龙骨15g（先煎），牡蛎15g（先煎），郁金10g，辛夷4g，甘草3g。共14剂，每日1剂，水煎服。

三诊（2018年8月15日）：服上药后，患儿咧嘴症状明显改善，耸肩基本消失，近几日出现揉眼、揉鼻、眨眼症状。注意力较前改善，与朋友关系良好，出汗多，胃纳可，夜寐安，夜间打鼾减少，二便尚调，每晚仍有夜尿1次。舌尖红，苔薄白。

处方：太子参15g，茯苓15g，白术10g，钩藤8g（后下），炒僵蚕5g，龙骨15g（先煎），牡蛎15g（先煎），郁金10g，石菖蒲8g，辛夷4g，浮小麦15g，甘草3g。共14剂，每日1剂，水煎服。

四诊（2018年8月29日）：服上药后，患儿眼痒、鼻痒、耸肩症状消失，咧嘴症状改善，偶有眨眼，时有鼻塞，汗多。注意力较前改善，与朋友关系良好，胃纳可，夜寐安，大便每日1至2次，每晚夜尿1次。舌淡红，苔白。

处方：太子参15g，五指毛桃15g，茯苓15g，白术10g，钩藤7g（后下），炒僵蚕5g，龙骨15g（先煎），牡蛎15g（先煎），石菖蒲8g，郁金10g，桑螵蛸10g，辛夷4g，浮小麦15g，甘草3g。共14剂，每日1剂，水煎服。

五诊（2018年9月14日）：服上药后，患儿症状基本消失，偶有咧嘴、揉鼻、揉眼，晨起鼻塞、流涕，汗出较前减少，打鼾较前改善，胃纳可，夜寐安，无夜尿，大便调。舌淡红，苔薄白。

处方：太子参15g，五指毛桃15g，茯苓15g，白术10g，刺蒺藜7g，龙骨15g（先煎），牡蛎15g（先煎），石菖蒲8g，郁金10g，辛夷4g，蝉蜕5g，浮小麦15g，甘草3g。共10剂，每日1剂，水煎服。

按语：本案抽动症患儿共患变应性鼻炎，素体肺脾气虚，肺气不宣，故见鼻塞、流涕、鼻痒等症，开合失司，因而汗多，脾虚肝亢，肝风内动，则有眨眼、耸肩、咧嘴等。其病机以肺脾气虚为本，肝风内动为标，故以健脾益气、平肝息风为法，予扶脾息风汤加减治之。该患儿汗多、夜尿多，且反复鼻塞、鼻痒、流涕，提示肺脾气虚明显，卫表不固，故各诊均以四君子汤健脾益气，后又以五指毛桃、浮小麦等加强固本扶正之效。

医案15　脾虚肝亢

叶某，男，6岁11个月，就诊于2019年1月23日。

主诉：抽动10个月余。

病史：患儿10个月前出现喉间发声，持续数分钟后可自行停止，时有眨眼、吸鼻，双手抖动，小动作多，活动过度，上课时注意力不集中，话多，作业尚可按时完成，学习成绩中上。时有清嗓、打喷嚏、流鼻涕、揉眼、揉鼻表现，偶有鼻塞。胃纳可，夜寐安，大便每日1次，质硬，小便调。舌尖红，苔白、厚腻。既往有变应性鼻炎病史4年、慢性咽炎病史2年。

查体：咽稍红，鼻黏膜色红，左中鼻甲稍肿。

中医诊断：儿童抽动症；鼻鼽。

西医诊断：抽动障碍；变应性鼻炎。

证候诊断：脾虚肝亢。

治法：健脾化湿，平肝息风。

方药：扶脾息风汤加减。

处方：太子参15g，五指毛桃15g，茯苓15g，白术10g，法半夏5g，钩藤8g（后下），炒僵蚕8g，龙骨15g（先煎），郁金10g，薏苡仁12g，桔梗10g，辛夷5g，甘草3g。共7剂，每日1剂，水煎服。

二诊（2019年1月30日）：服上药后，患儿症状较前好转，吸鼻次数较前减少，无明显眨眼，偶有鼻塞、打喷嚏、涕少，夜间鼻干。胃纳可，夜寐安，大便每日1次，质软，小便调。舌尖红，苔白腻。

查体：咽无充血，唇红。

处方：守上方5剂，每日1剂，水煎服。

三诊（2019年7月19日）：服上药后，患者诸症好转，近日鼻塞，时有抠鼻，下眼睑稍肿。之前临近期末考试时小动作变多，时有清嗓、吸鼻，考试结束后症状好转。最近4日咳嗽，有痰，色黄、质黏，难咳。胃纳可，夜寐安，二便调。舌红，苔白、厚腻。

查体：咽稍红，下眼睑稍肿，双结膜充血。

处方一：桑叶8g，连翘10g，苦杏仁8g，浙贝母10g，薄荷3g（后下），辛夷5g，桔梗8g，薏苡仁10g，郁金8g，法半夏5g，神曲6g，五指毛桃15g，甘草3g。共5剂，每日1剂，水煎服。

处方二：太子参15g，五指毛桃15g，茯苓15g，白术10g，法半夏5g，钩藤8g（后下），炒僵蚕8g，龙骨15g（先煎），郁金10g，薏苡仁12g，焦山楂10g，桔梗10g，甘草3g。共6剂，每日1剂，水煎服。

（注：先服完处方一，再服处方二。）

按语：本案抽动症患儿共患变应性鼻炎，素体肺脾气虚，运化不足，痰湿内生，土虚木亢，肝风夹痰上扰，故出现眨眼、吸鼻、清嗓、双手抖动等抽动症状，此为脾虚肝亢之象，故予扶脾息风汤加减治之。二诊时，效不更方。三诊时因外感，兼有风热犯肺之证，故加用疏风清热之处方一，待风热之邪消除，继续以处方二健脾平肝祛风治疗。此外，抽动症状每因情绪紧张、焦虑等而加重，需注重心理疏导。

医案16　肝亢风动

姜某，女，10岁，就诊于2018年2月15日。

主诉：反复抽动1年余。

病史：患儿于1年余前起反复有腹部抽动、耸肩、点头等症，近期临睡前抽动症状加重，主要为腹部抽动、耸肩、点头、双下肢抽动。多动，脾气急躁，与周围同学关系欠佳，汗多，伴流白稠涕，偶有咳嗽，胃纳可，夜寐安，偶有打鼾，二便调。舌淡红，有芒刺，苔白厚。该患儿8个月前于外院行脑电图检查，结果显示为界线儿童脑电图（睡眠期偶见广泛4Hz高波幅慢波夹杂低波幅棘波阵发1s）。

查体：咽无充血，心肺、腹部及神经系统查体未见异常。

中医诊断：儿童抽动症。

西医诊断：抽动障碍。

证候诊断：肝亢风动。

治法：平肝息风，化痰止痉。

方药：清肝息风汤加减。

处方：天麻7g，钩藤8g（后下），炒僵蚕7g，珍珠母15g，木瓜10g，宽筋藤12g，郁金10g，白芍10g，法半夏8g，薏苡仁15g，辛夷10g，甘草3g。共12剂，每日1剂，水煎服。

二诊（2018年3月1日）：服上药后，患儿白天抽动次数较前减少，夜睡前腹部抽动较多，脾气仍较急躁，伴鼻塞、流稠涕，无发热，无咳嗽，胃纳一般，二便调。舌红，有芒刺，苔白厚。

查体：鼻腔内可见大量白色分泌物。

处方：天麻7g，炒僵蚕8g，珍珠母15g（先煎），木瓜10g，宽筋藤12g，郁金10g，白芍10g，法半夏8g，薏苡仁15g，辛夷10g，莱菔子10g，甘草5g。共7剂，每日1剂，水煎服。

三诊（2018年3月12日）：服上药后，患儿症状较前改善，仍有腹部抽动，出现努嘴，双下肢抽动，喉间发声。脾气仍欠佳，汗多，胃纳一般，偏食（喜食煎炸味零食），眠欠安，多翻身。大便质软、成形，2日1次，小便调。舌淡红，苔白厚腻。

查体：鼻腔内可见白色分泌物。

处方：钩藤8g（后下），炒僵蚕7g，龙骨15g（先煎），木瓜12g，宽筋藤12g，葛根10g，郁金10g，蒸陈皮5g，连翘10g，木蝴蝶5g，辛夷10g，广藿香10g，甘草5g。共14剂，每日1剂，水煎服。

四诊（2018年4月1日）：服上药后，患儿腹部抽动次数较前减少，仍努嘴，偶有喉间发声，双下肢抽动基本消失，脾气急躁，易怒，仍出汗多，胃纳好转，眠欠安，易醒，大便质软、成形，1至2日1次，小便调。舌淡红，苔薄、微黄。

查体：双鼻甲肿大。

处方：钩藤8g（后下），炒僵蚕7g，甘草泡地龙10g，珍珠母15g（先煎），龙骨15g（先煎），葛根10g，木瓜12g，宽筋藤12g，郁金10g，蒸陈皮5g，连翘10g，木蝴蝶5g，甘草5g。共28剂，每日1剂，水煎服。

五诊（2018年5月1日）：服上药后，患儿仍努嘴，喉间发声，偶有腹部抽动，易发脾气，胃纳稍欠佳，夜寐不安，磨牙，二便调。舌红，有少许芒刺，苔白厚。

处方：天麻7g，炒僵蚕10g，龙骨15g（先煎），宽筋藤12g，葛根10g，薏苡仁12g，木蝴蝶5g，合欢皮10g，糯稻根15g，净山楂10g，甘草3g，法半夏7g。共28剂，每日1剂，水煎服。

六诊（2018年6月3日）：服上药后，患儿喉间发声次数较前减少，声响较前减弱，偶有腹部抽动，无努嘴，汗出减少，胃纳可，夜寐尚安，二便调。舌淡红，苔白厚。

处方：天麻7g，龙骨15g（先煎），宽筋藤12g，木瓜10g，甘草泡地龙10g，法半夏7g，薏苡仁12g，木蝴蝶5g，桔梗10g，合欢皮10g，净山楂10g，甘草3g。共28剂，每日1剂，水煎服。

按语：本案抽动症患儿病性属实证，证候诊断以肝亢风动为主，处方以清肝息风汤加减，其抽动症状以腹部、双下肢抽动为主，故以宽筋藤、葛根、木瓜等祛风舒筋解痉。患儿多动、脾气急躁，病程中有夜寐不安的表现，故以龙骨、珍珠母平肝潜阳、镇静安神；郁金、合欢皮清心安神解郁；辛夷、薏苡仁祛湿通窍，用于治疗鼻中稠涕；木蝴蝶、桔梗清肺利咽以疗喉间发声。

◆ 二十 ◆

儿童孤独症

医案1　肾虚肝亢

方某，男，4岁，就诊于2018年9月8日。

主诉：交流障碍4年。

病史：患儿自幼不与外人交流，重复刻板动作，多动，脾气暴躁，易激惹，尖叫打人，现可讲短句，能理解简单指令，语言表达能力差。口气重，大便3至4日1次，小便调，胃纳一般，睡眠尚安。舌红，苔白，舌根部苔厚。

辅助检查：2017年12月25日于外院测得克氏孤独症行为量表17分，儿童孤独症评定量表26分，孤独症行为评定量表33分。母亲孕期患甲亢，孕40周4天后患儿出生。

中医诊断：语迟。

西医诊断：儿童孤独症。

证候诊断：肾虚肝亢。

治法：滋肾平肝，健脾安神。

方药：益智宁方加减。

处方：熟地黄15g，酒女贞子10g，酒肉苁蓉10g，醋龟甲12g（先煎），龙骨15g（先煎），煅磁石12g（先煎），制远志8g，石菖蒲8g，郁金10g，丹参15g，太子参15g，茯苓15g，法半夏4g。共14剂，每日1剂，水煎服。

二诊（2018年10月12日）：服上药后，患儿较前稍安静，活动仍多，重复刻板动作，不听从指示。胃纳欠佳，夜寐不安，大便3日1次，质先干后软。舌淡红，苔白厚。

处方：熟地黄15g，酒女贞子10g，酒肉苁蓉10g，醋龟甲12g（先煎），龙骨15g（先煎），煅磁石12g（先煎），制远志8g，石菖蒲8g，郁金10g，丹参15g，太子参15g，茯苓15g，法半夏4g，合欢皮10g。共14剂，每日1剂，水煎服。

三诊（2018年11月7日）：服上药后，患儿活动稍减，偶有主动询问及眼神交流，脾气暴躁，重复刻板动作。胃纳欠佳，夜寐不安，盗汗多，大便每日2至3次，质偏硬，小便偏黄。舌淡红，苔白厚。

处方：熟地黄15g，酒女贞子10g，酒肉苁蓉10g，醋龟甲12g（先煎），龙骨15g（先煎），煅磁石12g（先煎），制远志8g，石菖蒲8g，郁金10g，丹参15g，太子参15g，茯苓15g，法半夏4g，鸡血藤15g。共14剂，每日1剂，水煎服。

四诊（2019年1月9日）：服上药后，患儿语言表达能力较前稍有改善，有一些交流意愿，仍有刻板动作（如开关柜门等），但较前减少，易怒。大便不调，先硬后稀，夹少许黏液，小便正常。舌淡红，苔白厚。

处方：熟地黄15g，酒女贞子10g，醋龟甲12g（先煎），龙骨15g（先煎），制远志8g，石菖蒲8g，郁金10g，丹参12g，太子参15g，茯苓15g，法半夏4g，合欢皮10g，鸡血藤15g，牡蛎15g（先煎），山药15g。共21剂，每日1剂，水煎服。

按语：本案患儿证候诊断为肾虚肝亢，以肾阴不足为主，阴虚不能潜阳，故见脾气暴躁、易激惹、多动等肝阳上亢的表现；阴亏不足，无以濡养心窍，故见睡眠烦躁不安、语言交流障碍。故首诊以熟地黄、酒女贞子、酒肉苁蓉滋阴补肾，龙骨、醋龟甲、煅磁石等平肝潜阳，镇惊安神，制远志、石菖蒲、郁金、丹参以清心宁神、活血开窍。患儿时有口气重、胃纳欠佳、大便不调、舌苔厚等症，此为脾胃运化不足、痰湿内蕴的表现，而痰湿之邪也易蒙蔽心窍，故在治疗上不忘兼顾脾胃后天之本，以太子参、茯苓、法半夏等健脾燥湿、化痰通窍。

医案2 肾虚肝亢，心脾不足

莫某，女，5岁，就诊于2018年10月19日。

主诉：交流障碍5年。

病史：患儿从出生至今无有意义语言，仅在无意识下叫"爸爸"，动作发育落后于正常同龄儿童，生活不能自理，唤其名字时无正常应答，易激惹，好动，胃纳欠佳，大便不规律，有时每日1次，有时几日1次，质软，夜寐尚安。舌淡，苔薄白，查体不合作。母亲孕36周，自然顺产，患儿出生时2.5kg。

中医诊断：语迟。

西医诊断：儿童孤独症。

证候诊断：肾虚肝亢，心脾不足。

治法：滋肾平肝，健脾宁心。

方药：孔圣枕中丹加减。

处方：醋龟甲15g（先煎），龙骨15g（先煎），石菖蒲6g，制远志6g，益智仁8g，酒女贞子10g，首乌藤10g，盐菟丝子10g，郁金8g，丹参15g，合欢皮10g，白芍8g，太子参15g，法半夏5g，茯苓12g。共14剂，每日1剂，水煎服。

二诊（2018年11月7日）：服上药后，患儿较前稍能听教，可听老师指令，配合训练，但仍无有意义语言，易激惹，胃纳较前好转，二便调，夜寐尚安，喉中有痰。舌红，苔白厚。

处方：熟地黄15g，酒女贞子10g，龙骨15g（先煎），醋龟甲12g（先煎），煅磁石12g（先煎），制远志10g，石菖蒲10g，郁金10g，丹参15g，合欢皮10g，当归5g，太子参15g，茯神15g，白术10g，法半夏5g。共21剂，每日1剂，水煎服。

按语：该患儿为孕36周出生，出生体重偏低，为先天禀赋不足，肾阴不足，肝阳上亢，扰动心神，故有易激惹、脾气急躁、语言不利等症状。小儿脾常不足，脾为后天之本，故治疗中除了滋肾宁心之外，亦需时时注意顾护脾胃，治疗过程中以太子参、白术、茯神补气健脾，石菖蒲、制远志、郁金清心宁神开窍，使脾胃运化功能恢复正常，痰浊无以化生，诸窍通利，则症状得以改善。

◆ 二十一 ◆

儿童睡眠障碍

医案1 痰热内扰

段某，男，7岁，就诊于2018年5月2日。

主诉：入睡困难1年。

病史：患儿近1年来夜间入睡困难，易醒，多梦，盗汗，眼眵多，眼袋明显，胃纳差，偏食，不喜蔬菜水果，大便每日1次，成形，小便多，时有遗尿，每周1次左右。舌尖红，苔微黄、厚腻。

中医诊断：不寐。

西医诊断：睡眠障碍。

证候诊断：痰热内扰。

治法：化痰清热，宁心和胃。

方药：温胆汤加减。

处方：竹茹5g，麸炒枳壳6g，法半夏5g，蒸陈皮5g，茯苓12g，炙甘草5g，浮小麦20g，君迁子12g，谷精草6g，太子参12g，龙骨15g（先煎），净山楂10g。共5剂，每日1剂，水煎服。

按语：中医认为不寐的主要病机在于"阳不交阴"，如《类证治裁·不寐》曰："阳气自动而之静，则寐；阴气自静而之动，则寤；不寐者，病在阳不交阴也。"小儿处于生长发育时期，脏腑功能成而未全，全而未壮，脏腑功能失调往往是导致睡眠障碍的重要原因。《血证论·卧寐》记载："肝藏魂，人寤则魂游于目，寐则魂返于肝，若阳浮于外，魂不入肝，则不寐。"肝胆互为表里之脏腑，而"胆主决断"，胆经郁热，炼液为痰，痰热阻塞，气机不利，阳不入阴，而致入睡困难，扰动心神，则多梦易醒，胆胃不和，故纳差偏食。故治疗以化痰清热、宁心和胃为法，以温胆汤加减化痰清热、利胆和胃，方中太子参、净山楂健中消食；龙骨、浮小麦、君迁子安神敛汗；谷精草疏散肝胆之风热，且可明目而除眼眵。

医案2 　肺脾气虚，夹有湿滞

邹某，女，5岁，就诊于2018年6月6日。

主诉：夜寐不安1年。

病史：患儿近1年来夜寐不安，睡眠时翻来覆去，伴手指、脚趾、下肢抖动。平素出汗多，手心易发热，近日晨起时有一两声咳嗽，有痰，无发热，鼻塞，无流涕，胃纳可，晨起口气稍重，大便1至2日1次，成形、质软，时夹有不易消化食物，近期大便后脐下约1cm处有疼痛感。舌淡红，苔白厚。既往有变应性鼻炎病史。

查体：双侧鼻黏膜色苍白，鼻甲肿胀。

中医诊断：夜惊；鼻鼽。

西医诊断：睡眠障碍；变应性鼻炎。

证候诊断：肺脾气虚，夹有湿滞。

治法：健脾补肺，消食导滞。

方药：四君子汤合玉屏风散加味。

处方：太子参15g，白术8g，茯苓15g，甘草3g，五指毛桃15g，防风5g，鸡内金10g，连翘8g，苍术8g，广藿香8g，辛夷5g，糯稻根12g。共7剂，每日1剂，水煎服。

按语：本案患儿为肺脾气虚，兼有湿滞之证候，故治疗以四君子汤合玉屏风散健脾益气固表。因小儿为稚阳之体，易化火化热，李宜瑞教授以"南芪"——五指毛桃代黄芪，该药味甘、性平，其补益作用较黄芪平和，不易温燥助火，更适用于小儿。患儿共患变应性鼻炎，肺开窍于鼻，鼻窍不通，亦可因缺氧而影响患儿的睡眠质量，故方中加辛夷以宣通鼻窍，调畅气机。患儿因脾虚运化不足，酿生湿浊，饮食停积，日久化热，故加鸡内金消食化积，连翘清肠除热，广藿香化湿祛浊等。

医案3　脾虚痰扰

梁某，男，13岁，就诊于2017年9月15日。

主诉：夜寐不安2周。

病史：患儿近期开学后，入睡较困难，精神紧张后更加明显，夜间时常梦呓，胃纳欠佳，二便尚调，汗多，脾气常急躁。舌淡红，苔白、厚腻。

中医诊断：不寐。

西医诊断：睡眠障碍。

证候诊断：脾虚痰扰。

治法：健脾化痰，宁心安神。

方药：六君子汤合温胆汤加味。

处方：太子参15g，茯苓15g，法半夏10g，蒸陈皮5g，麸炒枳壳8g，竹茹8g，合欢皮12g，郁金10g，制远志10g，浮小麦20g，炒酸枣仁10g，龙骨20g（先煎），炙甘草5g。共4剂，每日1剂，水煎服。

> 按语：该患儿以开学压力大、精神紧张为因，以入睡较困难、梦呓为主要症状，伴胃纳欠佳、脾气急躁，证候诊断为脾虚痰扰，缘患儿素体脾虚，易酿生痰湿，而由于精神因素，致气机升降失调，痰湿内扰心神，故出现上述表现，治疗以六君子汤合温胆汤加味，健脾行气化痰；并加炒酸枣仁、郁金、合欢皮、浮小麦等宁心安神。另外李宜瑞教授强调，本案患儿除药物治疗外，还需辅以一定的心理疏导。

医案4　脾虚食积

钟某，女，2岁，就诊于2017年12月30日。

主诉：夜寐不安1年余。

病史：患儿自幼夜寐欠安，辗转反侧，烦躁，时诉腹痛，口臭，胃纳差，大便2日1次，质硬，味臭。舌淡，苔白厚。

查体：咽稍红，心肺腹查体无异常。

中医诊断：夜惊；积滞。

西医诊断：睡眠障碍；消化不良。

证候诊断：脾虚食积。

治法：健脾益气，消积宁神。

方药：四君子汤合保和丸加减。

处方：太子参15g，茯神10g，白术8g，苍术8g，甘草3g，鸡内金10g，麦芽15g，莱菔子10g，醋香附6g，蒸陈皮5g，连翘7g，钩藤6g。共5剂，每日1剂，水煎服。

按语：小儿脾常不足，运化能力尚弱，且婴幼儿又不知饥饱，或家属喂养过量，则易致饮食停滞，痰湿内生，气血不畅，无以安神，出现睡眠不安，正如《保婴撮要·卷十》所言："若胃气一逆，则气血不得其宜，脏腑不得其所，不寐之症，由此生焉。"本案患儿素体脾虚，乳食易积，日久化热，故见睡眠不安、烦躁、口臭、胃纳差、大便干硬等症，治疗以太子参、白术、茯神、甘草健脾固本，苍术、醋香附、蒸陈皮运脾理气，鸡内金、麦芽、莱菔子消食化滞，钩藤、连翘清心肝之积热。

医案5 心脾不足，痰湿内扰

王某，男，11岁，就诊于2018年8月29日。

病史：患儿近1年出现梦游，平均每周发作1至2次，常于睡后1小时起床，在房间内走动1~2min，可唤醒，偶伴梦呓，次日醒后不能回忆昨夜梦游之事。平素出汗多，注意力欠佳，学习成绩一般。胃纳可，时诉腹痛，二便尚调。舌尖红，舌根部苔黄厚腻。既往有白癜风及变应性鼻炎病史，现额顶部可见2处白斑，大小约1cm×4cm，边缘清，无瘙痒、疼痛等。

查体：鼻甲肿胀，咽稍红，咽后壁见白色黏稠分泌物。

中医诊断：梦游；白癜风；鼻鼽。

西医诊断：睡眠障碍；白癜风；变应性鼻炎。

证候诊断：心脾不足，痰湿内扰。

治法：健脾养心，化痰安神。

方药：自拟方。

处方：太子参15g，茯神15g，莲子15g，首乌藤12g，法半夏6g，陈皮5g，枳壳6g，合欢皮10g，郁金10g，焦山楂10g，龙骨15g（先煎），甘草3g。共7剂，每日1剂，水煎服。

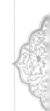

按语：本案患儿以梦游、梦呓为主要症状，为心脾不足、痰湿内扰之证。脾为后天之本，小儿脾常不足，易酿生痰浊而扰神，以致睡眠异常，故以太子参、茯神、莲子、首乌藤等健脾养心、安神定志，法半夏、陈皮、枳壳、合欢皮、郁金等行气祛湿，化痰通窍，并加龙骨重镇收敛，以摄肝魂。

儿童情绪障碍

医案1　心肝郁火

李某，女，11岁，就诊于2019年7月17日。

主诉：好发脾气1年。

病史：患儿自近年来爱发脾气，甚至以自杀作为威胁，自觉家属批评她态度不好，入睡难，时做噩梦，注意力不集中，学习成绩逐年下降，脾气大，心烦，胃纳差，想减肥，汗多，大便尚调。舌边尖红，苔白。

中医诊断：郁证。

西医诊断：儿童情绪障碍。

证候诊断：心肝郁火。

治法：疏肝解郁，清心安神。

方药：丹栀逍遥散加减。

处方：牡丹皮8g，栀子6g，北柴胡10g，白芍12g，当归8g，薄荷4g（后下），茯神15g，白术10g，甘草5g，合欢皮10g，浮小麦20g，焦山楂8g。共7剂，每日1剂，水煎服。

按语：患儿临近青春期，加上学业、家庭等因素，致使肝气郁结，气机不畅，从而出现一系列的情绪问题，表现为心烦、易怒、多动、冲动、注意力不集中等。若情绪未能及时疏导，日久郁而化火，心火易炎，扰动心神，则见入睡难、做噩梦、心烦等症。故治疗以疏肝解郁、清心安神为法，以丹栀逍遥散加减治之。同时根据患儿汗多、胃纳差等症加用浮小麦收敛止汗，焦山楂健胃消食。

医案2　脾虚肝亢

郑某，女，9岁，就诊于2018年12月12日。

主诉：好发脾气3个月余。

病史：患儿自今年9月份开学课程增多后，遇到难题时常感不耐烦，尤以数学和英语为甚，常发脾气，有时注意力欠集中，但上课尚能专心，学习成绩中上，小动作不多，胃纳一般，夜寐安，二便调。平素常感鼻塞。舌淡红，苔白。

查体：唇干红，有眼袋，右鼻甲肿胀。

中医诊断：郁证；鼻窒。

西医诊断：儿童情绪障碍；鼻炎。

证候诊断：脾虚肝亢。

治法：健脾益气，平肝宁心。

方药：扶脾抑肝汤加减。

处方：太子参15g，茯苓15g，白术10g，龙骨15g（先煎），石菖蒲8g，制远志8g，郁金10g，合欢皮10g，辛夷6g，白芷3g，浮小麦15g，薄荷3g。共7剂，每日1剂，水煎服。

按语： 本案患儿以脾气急躁、面对困难时缺乏耐心等情绪问题为主要表现，同时合并有鼻塞、眼袋、鼻甲肿胀等表现。临床证候诊断为脾虚肝亢，以脾气亏虚为本，肝阳上亢为标，故以太子参、茯苓、白术健脾益气；龙骨平肝潜阳、镇静安神；石菖蒲、制远志化湿醒脾、开窍宁神；合欢皮、郁金疏肝解郁；浮小麦养心安神；辛夷、白芷、薄荷疏风散热，宣通鼻窍，共奏健脾益气，平抑肝阳，宁心安神之功。

医案3　肝气郁滞，夹有风痰

戴某，女，7岁，就诊于2018年11月2日。

主诉： 喜叹息、易生闷气2个月。

病史： 患儿自上小学后，喜深吸气，常常叹气。近1个月再发，多于安静时发作明显，集中注意力玩游戏时减轻。脾气较差，易生闷气，闷闷不乐。近两日晨起少咳，有痰，不易咳出，伴鼻塞，夜间尤甚，未见流涕，无发热。胃纳一般，偏食，眠可，二便调。舌淡红，苔白，舌根部苔黄厚、稍腻。

中医诊断： 郁证；感冒。

西医诊断： 儿童情绪障碍；急性上呼吸道感染。

证候诊断： 肝气郁滞，夹有风痰。

治法： 疏肝理气，宣肺化痰。

方药： 柴胡疏肝散加减。

处方： 柴胡8g，白芍8g，枳壳6g，法半夏6g，合欢皮

10g，郁金10g，瓜蒌皮10g，辛夷5g，桔梗10g，杏仁10g，连翘10g，蛤壳12g（先煎），薄荷6g（后下）。共5剂，每日1剂，水煎服。

二诊（2018年11月7日）：服上药后，患儿症状有所改善，现运动时及入睡前仍有深吸气，眠中呼吸音重，脾气较差，爱生闷气。无咳嗽，无流涕，胃纳一般，有口气，二便调，夜寐安。舌淡，苔白。

处方：柴胡8g，白芍10g，当归10g，枳壳7g，茯苓15g，白术10g，瓜蒌皮10g，合欢皮10g，郁金10g，连翘10g，桔梗10g，太子参15g。共7剂，每日1剂，水煎服。

按语：本案患儿以易生闷气、喜叹息为主要表现。肝主疏泄，主调一身之气机，若肝气郁结，可致胸闷不舒，则以深吸气、叹息来疏解。治疗上，重在疏肝、理气、宽胸，方中以柴胡、合欢皮、郁金疏肝解郁，调畅气机；枳壳理气导滞；瓜蒌皮宽胸散结。初诊时，患儿有咳嗽、有痰、鼻塞等外感表现，加辛夷、桔梗、杏仁、蛤壳等宣肺化痰。小儿肺脏娇嫩，易为外邪所侵，除本证外，常有外感兼证，故需随症加用疏散宣肺、化痰止咳之药，以达祛邪扶正、标本兼治之效。

发 育 障 碍

医案1　心脾不足，肝阳偏亢

吴某，男，6岁，就诊于2018年7月27日。

主诉：发现语言表达落后3年。

病史：3年前家属发现患儿语言表达能力较正常同龄人差，条理不清晰，记忆力欠佳，脾气暴躁，任性，爱哭闹，小动作多，难以静坐。老师诉其上课无法认真听讲，作业拖拉，学习成绩差。胃纳差，入睡较难，夜寐不安，二便尚调。运动发育大致同正常同龄人。舌暗红，有芒刺，苔白、稍厚。2018年5月于外院行心理测试，结果显示该患儿总智商52分，为中度智力低下。

中医诊断：语迟。

西医诊断：智力发育障碍。

证候诊断：心脾不足，肝阳偏亢。

治法：健脾平肝，宁心安神。

方药：扶脾抑肝汤加减。

处方：太子参12g，茯神15g，白芍12g，浮小麦15g，制远志8g，石菖蒲8g，合欢皮10g，龙齿12g（先煎），钩藤7g（后下），鸡内金10g，甘草3g，丹参12g。共14剂，每日1剂，水煎服。

二诊（2018年8月8日）：服上药后，患儿睡眠较前改善，仍注意力不集中，小动作多，脾气急躁，易生闷气，任性，不听指令，胃纳差，二便尚调。舌尖红，苔白、舌根部苔厚、稍腻。

处方：太子参12g，茯神15g，白术10g，法半夏6g，甘草3g，石菖蒲10g，郁金10g，制远志8g，合欢皮10g，煅磁石12g（先煎），龙骨15g（先煎），鸡内金10g，丹参12g。共14剂，每日1剂，水煎服。

> **按语**：患儿语言发育迟于正常同龄儿童，且注意力不集中、多动、脾气暴躁、难以静坐、夜寐不安，是为心脾不足、肝阳偏亢的表现。李宜瑞教授以健脾平肝、宁心安神为法，予扶脾抑肝汤加减治之。久病入络，故加丹参化瘀通窍，并用鸡内金健胃消食等。二诊时，患儿睡眠较前改善，仍脾气急躁，胃纳差，苔白、根部厚且稍腻，故在初诊方药的基础上，去龙齿、钩藤、浮小麦、白芍，加郁金助合欢皮安神解郁，法半夏、白术健脾燥湿和胃，煅磁石、龙骨平肝潜阳、镇静安神。

医案2　心脾肾亏虚

徐某，男，8岁，就诊于2018年11月23日。

主诉：发现语言能力落后6年。

病史：家属发现患儿2岁多时语言发育明显慢于正常同龄

人，表现为不会叫爸爸妈妈，吐字不清，约5岁时才能说2~3个词的短句，现虽理解力尚可，能使用语言交流，但构音不清，表达欠佳，注意力不集中，记忆力差，书写困难，平日汗多，胃纳可，大便较干，夜寐尚安，但时有遗尿。舌淡暗，苔白、舌根部稍厚。2015年在广州市妇女儿童医疗中心诊断为智力发育障碍，智商45分，智力发育不平衡，操作占优，社交能力轻度缺陷。

中医诊断：语迟。

西医诊断：智力发育障碍。

证候诊断：心脾肾亏虚。

治法：补肾健脾，宁心开窍。

方药：自拟方。

处方：盐菟丝子10g，酒女贞子10g，益智仁10g，五指毛桃20g，熟党参15g，茯苓12g，法半夏7g，浮小麦15g，石菖蒲8g，制远志8g，丹参15g，郁金10g，合欢皮10g。共14剂，每日1剂，水煎服。

二诊（2018年12月7日）：服上药后，患儿遗尿症状较前改善，期间因受凉出现咳嗽，停服7剂。现仍构音不清，表达能力欠佳，注意力不集中，记忆力差，书写困难，胃纳尚可，大便正常，偶有夜尿。舌淡暗，苔白。

处方：五指毛桃20g，太子参15g，茯苓12g，法半夏7g，蒸陈皮5g，盐菟丝子10g，益智仁10g，制远志8g，石菖蒲8g，芡实15g，浮小麦15g，丹参15g，郁金10g，合欢皮10g。共14剂，每日1剂，水煎服。

按语：患儿语言发育迟于正常同龄儿童，构音不清，表达欠佳，注意力不集中，记忆力差，书写困难，夜间遗尿，为心、脾、肾亏虚之候，治疗以补肾健脾、宁心开窍为主，予处治方治之。方中以盐菟丝子、益智仁、酒女贞子补肾益阴，固精缩尿；熟党参、五指毛桃相伍为用，益气健脾；石菖蒲、制远志开心窍，交心肾，启闭宁神；法半夏、丹参、郁金、合欢皮、浮小麦等化痰祛瘀，解郁安神。二诊时，患儿遗尿症状改善，结合舌苔偏厚等症，为防补益之药过于滋腻，在原方药的基础上，去滋阴之酒女贞子，易熟党参为太子参，加蒸陈皮、芡实以加强理气燥湿，补脾固涩之效。

医案3 心脾不足

张某，男，2岁，就诊于2019年6月12日。

主诉：发现语言迟缓2个月。

病史：患儿自幼脾气急躁，易怒，多动，2个月前发现语言发育迟缓，可叫"爸爸"等简单词语，三四字词或简单句子无法表达，与同伴相处尚可。胃纳一般，夜寐安，二便调。舌淡，苔白厚。

中医诊断：语迟。

西医诊断：言语和语言障碍。

证候诊断：心脾不足。

治法：养心安神，健脾益气。

方药：四君子汤合甘麦大枣汤加减。

处方：太子参12g，茯神15g，白术8g，浮小麦20g，君迁子10g，合欢皮10g，郁金10g，丹参15g，龙骨15g（先煎），牡蛎15g（先煎），炙甘草5g。共7剂，每日1剂，水煎服。

按语：本案患儿以语言发育迟缓、脾气急躁易怒、多动为主要表现，证候诊断为心脾不足。心开窍于舌，舌为心之苗，若心气充盛，则舌质红润光泽、活动灵活，反之则舌质暗淡、言语不利；小儿脾常不足，脾虚失运，内生痰湿，上扰清窍或扰动肝风，则出现急躁、易怒、多动等表现。故治疗上以四君子汤健脾益气，甘麦大枣汤养心安神，加合欢皮、郁金清心解郁除烦，龙骨、牡蛎潜阳镇静。

医案4　肝肾不足，气血亏虚

李某，男，1岁半，就诊于2019年7月30日。

主诉：发现患儿运动发育落后3个月。

病史：患儿自2个月时开始出现易激惹、哭闹，睡眠不安，手心汗多。现在会坐、爬，不能扶站，不会发单音。平素易感冒、咳嗽，甚至气喘，喜揉眼。舌尖红，苔薄白。母亲孕2产2，否认有窒息及产伤史，患儿为孕37周顺产出生，出生时体重2.72kg。生后母乳及人工喂养均致腹泻，经检查存在乳糖不耐受，改吃氨基酸奶粉后大便正常。生后3日曾因黄疸住院。

辅助检查：患儿于2018年4月24日、2018年6月13日及2018年9月5日行三次脑电图检查，结果显示均为正常。2018年4月28日行颅脑MRI，结果显示该患儿的脑白质髓鞘化程度相当于足月正常儿童3个月的水平，双侧额顶部脑外间隙增宽，需结合临床并随访。2019年5月24日行基因检测结果显示该患儿为SOX5新发变异。

中医诊断：五迟五软。

西医诊断：运动发育障碍。

证候诊断：肝肾不足，气血亏虚。

治法：滋补肝肾，益气养血。

方药：益智宁方加减。

处方：熟地黄12g，酒山萸黄10g，醋龟甲10g（先煎），制远志6g，石菖蒲6g，五味子3g，茯神12g，合欢皮6g，郁金5g，龙齿12g（先煎），牡蛎12g（先煎），盐牛膝8g，鸡血藤12g，丹参12g，太子参15g。共7剂，每日1剂，水煎服。

按语：患儿运动发育落后，伴随情绪不稳、睡眠不安、手心汗多、平素易外感等症，此为肝肾不足、气血亏虚之象。故以熟地黄、酒山萸黄、醋龟甲、盐牛膝等补益肝肾，填髓强筋；石菖蒲、制远志、茯神等宁心安神，聪智健脑；龙齿、牡蛎、合欢皮、郁金、五味子疏肝解郁，敛阴潜阳；太子参、鸡血藤、丹参补气养血活血，如之肝肾得补，气血充盈，则筋骨强健。

遗　尿

医案1　脾肾不固

严某，男，4岁，就诊于2018年8月24日。

主诉：遗尿3日。

病史：患儿近3日每晚均有遗尿，量多，夜寐不安，盗汗。胃纳佳，大便质软，偶见夹有食物残渣，日间小便正常。舌淡，舌尖稍红，苔薄白。曾于1个月前在发热后出现红色皮疹，先出现于头额部，后延至双上肢、颈后及后腰部，汗多，出汗后皮疹处瘙痒。

查体：咽无充血，两侧扁桃体Ⅱ度肿大，尿道口无潮红。

中医诊断：遗尿；汗证。

西医诊断：遗尿症；多汗症。

证候诊断：脾肾不固。

治法：补脾益肾，固精缩尿。

方药：四君子汤合水陆二仙丹加减。

处方：太子参15g，白术10g，茯苓15g，金樱子10g，芡实15g，甘草3g，莲须15g，淡竹叶10g，糯稻根15g，乌梅8g，生地黄12g。共4剂，每日1剂，水煎服。

二诊（2018年9月28日）：服上药后，患儿近1个月仍偶有夜间遗尿，常下半夜口渴喜饮。患儿于5日前洗澡不慎受凉后，出现打喷嚏、鼻塞、流清涕等症，无发热，无咳嗽，稍有怕冷，汗多，夜间盗汗，胃纳欠佳，夜寐欠安，偶有梦吃。最近4日大便质偏黏，味臭，1至2日1次，小便正常。舌淡，舌尖红，苔白厚。

查体：咽稍红。

处方：五指毛桃15g，白术8g，防风4g，太子参12g，茯苓15g，法半夏5g，陈皮5g，甘草3g，辛夷4g，芡实15g，连翘7g，炒麦芽10g。共5剂，每日1剂，水煎服。

按语：本案患儿证属脾肾不固。肾主水，司开阖，脾能运化水湿，脾肾气虚，水液运化无权，膀胱气化失调，故见遗尿；气不足则无以摄津，症见自汗、盗汗；夜寐不安则为心经有热，内扰神志所致。故初诊以四君子汤合水陆二仙丹、莲须等补脾益肾，固精缩尿，并加糯稻根、乌梅收敛止汗，淡竹叶、生地黄以清心经之热。二诊时，患儿遗尿症状有所好转，但出现打喷嚏、鼻塞、流清涕、怕冷的体虚受风之象，以及胃纳差、大便质黏味臭、苔白厚等脾虚湿滞表现，遂治以顾护肺卫、健脾祛湿为法，方用玉屏风散合陈夏六君丸加减，辅以辛夷通窍止涕，连翘、炒麦芽清肠中湿热之邪。纵观全方，补中有散，补而不滞，消补兼施。

医案2　脾肾亏虚

谢某，女，6岁，就诊于2018年10月19日。

主诉：遗尿。

病史：患儿自幼起遗尿，现平均每周遗尿3至4次，睡前饮水不多，如当晚家属唤醒其起床解小便则不遗尿。平素汗多，以盗汗为主，胃纳欠佳，夜眠安，入眠深，难唤醒，大便正常。舌淡，苔薄白。

中医诊断：遗尿。

西医诊断：遗尿症。

证候诊断：脾肾亏虚。

治法：健脾补肾，固涩醒神。

方药：四君子汤合桑螵蛸散加减。

处方：熟党参15g，白术10g，炙甘草3g，桑螵蛸10g，覆盆子10g，金樱子10g，益智仁10g，石菖蒲10g，煅龙骨15g（先煎），煅牡蛎15g（先煎），升麻5g，鸡内金10g。共7剂，每日1剂，水煎服。

按语：本案患儿遗尿亦为脾肾亏虚、下元不固所致，故用熟党参、白术、桑螵蛸、金樱子、覆盆子、益智仁等健脾补肾、固涩止遗。气虚失摄，藩篱不守，症见自汗、盗汗，故加煅龙骨、煅牡蛎收敛止汗。遗尿患儿睡眠程度深，不易唤醒者比较常见，可以石菖蒲开窍醒神，甚者也可予以少量升麻。

医案3　肺脾气虚

陈某，男，6岁，就诊于2018年8月24日。

主诉：遗尿。

病史：患儿自幼起遗尿，现平均每晚1次，以头颈部出汗多，活动后更甚，步行100～200m即满头大汗。胃纳可，大便正常，夜眠欠安，磨牙，时有盗汗。舌淡红，苔白。曾于外院行X片检查，结果显示该患儿为先天性隐性骶椎裂（具体报告单未见）。

中医诊断：遗尿；汗证。

西医诊断：遗尿症；多汗症。

证候诊断：肺脾气虚。

治法：补脾益肺，固摄止遗。

方药：异功散合金锁固精丸加减。

处方：太子参15g，白术10g，茯苓15g，炙甘草3g，陈皮5g，五指毛桃15g，麻黄根10g，浮小麦20g，莲须15g，桑螵蛸10g，煅牡蛎15g（先煎），鸡内金10g，煅龙骨15g（先煎）。共7剂，每日1剂，水煎服。

按语：肺脾气虚是遗尿患儿常见的证型，主要为气虚不摄，水道不通，膀胱失约所致，"上虚不能制下"，故治以补脾益肺、固摄止遗为法，用异功散合五指毛桃益气健脾补肺，煅牡蛎、煅龙骨、麻黄根、浮小麦、桑螵蛸、莲须、鸡内金等固涩止遗敛汗。

医案4 　脾肾两虚

李某，女，6岁，就诊于2017年12月27日。

主诉：遗尿。

病史：患儿自幼起夜间遗尿，白天尿频，甚者尿失禁，但尿量不多。胃纳较差，偏食，不吃青菜。脾气暴躁，盗汗，夜眠欠安，易惊醒，大便每日1次，质干。舌尖红，苔稍白厚。既往有变应性鼻炎病史。

查体：面色偏黄，体形消瘦，咽无充血，鼻黏膜色苍白，鼻甲稍肿，四肢末梢欠温。

中医诊断：遗尿。

西医诊断：遗尿症。

证候诊断：脾肾两虚。

治法：补肾健脾，固摄止遗。

方药：四君子汤合水陆二仙丹加减。

处方：太子参15g，白术10g，五指毛桃15g，金樱子10g，芡实15g，桑螵蛸12g，石菖蒲8g，龙骨15g，鸡内金10g，炙甘草3g，白芍10g，升麻4g，浮小麦20g。共7剂，每日1剂，水煎服。

253

按语：所谓"淫气遗溺，痹聚在肾"，肾气不足，则水液不固；脾能制水，脾虚则水湿运化失常。患儿脾肾两虚，无以固摄，故遗尿、尿频，甚至尿失禁；脾

运不健，故胃纳差，偏食；阳气不能外达肌表，卫外不固，津液外泄，故见盗汗、四肢末梢欠温等症。遂以太子参、白术、五指毛桃、炙甘草、金樱子、芡实、桑螵蛸等健脾补肾，益气固表；龙骨、浮小麦、白芍敛阴止汗；鸡内金健胃消食等。

医案5　心肾不交，夹有食滞

邹某，男，7岁，就诊于2018年10月24日。

主诉：遗尿。

病史：患儿自4岁停用纸尿裤后，间断遗尿，时轻时重，现家属为避免其遗尿，每晚凌晨1～2点定时唤醒其起床解小便，2日前因未唤醒再发遗尿1次，尿量较多。患儿平素话多好动，难以静坐，胃纳欠佳，食欲不振，间有口臭，夜寐尚安，大便呈软条状，味酸臭，每日1次，日间小便正常。舌尖红，苔微黄、厚腻。

中医诊断：遗尿。

西医诊断：遗尿症。

证候诊断：心肾不交，夹有食滞。

治法：清心滋肾，消食化滞。

方药：桑螵蛸散合益智宁方加减。

处方：桑螵蛸10g，醋龟甲15g（先煎），煅龙骨15g（先煎），远志10g，石菖蒲10g，酒女贞子10g，酒山茱萸10g，茯苓15g，鸡内金10g，净山楂10g，煅牡蛎15g（先煎），浮小麦

15g。共7剂，每日1剂，水煎服。

按语：患儿肾之精气不足，下元亏虚，膀胱失约，遂时有遗尿；肾精不能上通于心，心阴不足，神失所养，则话多好动，难以静坐，此为心肾失交，水火不济所致。食欲不振、口臭、大便酸臭、舌苔厚腻等为脾失健运，积而成滞之象。本案患儿虚实夹杂，治疗上除清心滋肾外，还需消食导滞，故用桑螵蛸散合益智宁方加减。桑螵蛸散可补益心肾、涩精止遗，配以酒山茱萸滋肾益阴，填精充髓，安魂聪智；煅牡蛎敛阴潜阳，镇惊安神；酒女贞子滋补肾阴；浮小麦清心除热；净山楂、鸡内金消食化滞。

二十五

汗　证

医案1　肺脾气虚

陈某，男，6岁，就诊于2018年8月24日。

主诉：多汗半年余。

病史：患儿半年余前起出汗过多，以头颈部出汗明显，活动后尤甚，步行100m以上即满头大汗，胃纳佳，夜寐安。自小遗尿，平均每晚1次，磨牙，夜间时有盗汗，大便正常。舌淡红，尖稍红，苔白。

中医诊断：汗证；遗尿。

西医诊断：多汗症；遗尿症。

证候诊断：肺脾气虚。

治法：健脾补肺，固摄止汗。

方药：异功散合牡蛎散加减。

处方：太子参15g，白术10g，茯苓15g，陈皮5g，煅牡蛎15g（先煎），麻黄根10g，浮小麦20g，五指毛桃根15g，煅龙骨15g（先煎），莲须15g，桑螵蛸10g，鸡内金10g，甘草3g。共7剂，每日1剂，水煎服。

按语：本案患儿多汗，活动后尤甚，是肺脾气虚、卫外不固之象；兼有遗尿，亦为气虚不能固摄所致。李宜瑞教授用太子参、白术、茯苓、甘草、五指毛桃根等益气健脾以治本，麻黄根、浮小麦、煅牡蛎、煅龙骨、桑螵蛸、莲须等固摄收敛、止汗缩尿以治标，佐以陈皮、鸡内金理气健胃，标本兼顾，用药精当。

医案2 肺脾气虚，卫表不固

刘某，女，2岁，就诊于2018年8月8日。

主诉：多汗2个月余。

病史：患儿2个月余前起汗多，以头部及后背为主，动则尤甚，夜间盗汗，严重时每晚需换2～3次衣服，近日时打喷嚏，揉鼻，间有鼻塞，少许流涕。胃纳尚可，大便时软时硬，1至2日1次，小便色偏黄，夜寐欠佳，时有烦躁哭闹，经常踢被。舌淡，苔白。近8个月来平均每个月都有感冒症状。

查体：咽无充血，鼻内黏膜色淡。

中医诊断：汗证；鼻鼽。

西医诊断：多汗症；变应性鼻炎。

证候诊断：肺脾气虚，卫表不固。

治法：健脾补肺，益气固表。

方药：异功散加减。

处方：太子参15g，白术10g，茯苓15g，麻黄根10g，五指毛桃15g，陈皮5g，糯稻根12g，浮小麦15g，乌梅6g，鸡内金10g，辛夷4g，甘草3g。共7剂，每日1剂，水煎服。

> **按语**：本案汗证患儿所谓的经常"感冒"，其实是鼻鼽（西医称之为"变应性鼻炎"）。鼻鼽患儿以多汗者常见，李宜瑞教授认为其病机根本均为肺脾气虚、卫表不固，故治以健脾补肺、益气固表为法，加辛夷宣通鼻窍，鸡内金健胃消食等。乌梅敛阴生津，有止汗之功，现代药理研究还发现其有抗过敏的作用，对汗多、鼻鼽者，正其所宜。

医案3　肺脾气虚，卫虚不固

林某，男，2岁，就诊于2018年10月17日。

主诉：多汗10个月余。

病史：患儿近10个月来出汗多，时轻时重，夜间盗汗尤甚。既往每逢天气变化常出现流涕、鼻塞等症，现流少许涕，无咳嗽，无发热。纳眠可，二便调。舌淡红，苔白，舌中后部苔厚微黄。平素易患疱疹性咽峡炎。

查体：面色黄。

中医诊断：汗证。

西医诊断：多汗症。

证候诊断：肺脾气虚，卫虚不固。

治法：益气固表，消食化滞。

方药：四君子汤合保和丸加减。

处方：太子参15g，白术8g，茯苓12g，五指毛桃15g，白芍8g，麻黄根8g，糯稻根10g，浮小麦15g，鸡内金10g，炒莱菔子8g，净山楂8g，连翘7g，甘草3g。共5剂，每日1剂，水煎服。

按语：虽然一般认为自汗、盗汗有阳虚、阴虚之分，但多为肺脾气虚、卫虚不固所致。患儿苔厚，为食滞之象。故李宜瑞教授以四君子汤加五指毛桃益气健脾，糯稻根、浮小麦、麻黄根、白芍收敛止汗；更以鸡内金、净山楂、炒莱菔子、连翘消食化滞，清肠透邪，脾胃安和，多汗自止。

医案4　肝肾阴虚

周某，男，11岁，就诊于2018年8月10日。

主诉：汗出过多。

病史：患儿自幼起运动后汗多，近日稍觉鼻痒，流少许涕，偶打喷嚏，睡眠不安，梦多，梦呓，梦中起坐，浅睡时双手不自主抽动。大便2天1次，时干时软，小便正常。舌尖稍红，苔薄腻。

查体：咽稍红，双侧扁桃体Ⅱ度肿大。

中医诊断：汗证。

西医诊断：多汗症。

证候诊断：肝肾阴虚。

治法：滋水涵木，固表止汗。

方药：左归饮加减。

处方：生地黄12g，山药15g，茯苓15g，酒山茱萸10g，女贞子10g，五指毛桃根15g，麻黄根10g，糯稻根15g，乌梅10g，煅牡蛎15g（先煎），煅龙骨15g（先煎），首乌藤15g。共5剂，每日1剂，水煎服。

按语：本案患儿夜寐不安，肢体抽动，为肝肾阴血不足之象，水不涵木，肝阳外浮，迫津外泄，加之肺卫本虚，藩篱不固，故汗出增多。李宜瑞教授以左归饮为底方，方中生地黄、酒山茱萸、山药等滋养肝肾，敛阴护精；女贞子滋阴补虚，又能安神定志，以之代枸杞；五指毛桃根、茯苓、乌梅、糯稻根、麻黄根益气生津，固表止汗；煅牡蛎、煅龙骨平肝潜阳，收涩安神等。肾阴得充，肝阳潜伏，则津不外泄，神志安宁。

时 行 疾 病

医案1 风热夹湿

许某，女，7岁，就诊于2018年6月12日。

主诉：皮疹2日。

病史：患儿2日前接触水痘患者后，全身皮肤开始出现红色丘疹，先见于头面部，后波及全身，瘙痒，鼻塞，流少许清涕，无发热，无咳嗽，胃纳可，夜寐安，二便调。舌红，苔薄白。

查体：精神尚好，全身皮肤散在红色丘疹样皮疹及疱疹，咽红，双侧扁桃体Ⅱ度肿大，双肺听诊呼吸音清，未闻及干湿性啰音。

中医诊断：水痘。

西医诊断：水痘。

证候诊断：风热夹湿。

治法：疏风清热，利湿解毒。

方药：银翘散加减。

处方：金银花10g，连翘10g，荆芥穗5g，牛蒡子8g，薄荷3g（后下），薏苡仁12g，蝉蜕3g，甘草4g，辛夷5g，桔梗10g，防风5g。共3剂，每日1剂，水煎服。

外洗处方：地肤子30g，蛇床子30g，苦参30g，生地黄30g，土荆芥15g。共2剂，每日1剂，水煎外洗。

按语：水痘早期的临床表现，除皮损外，多与风热感冒相似。病邪由口鼻而入，郁于肺卫，肺之宣发肃降功能失调，肺开窍于鼻，遂有鼻塞、流涕等症；病邪入内，正气奋起抗争，驱邪外出，湿热之邪透于肌表，故肌肤发疹，色红而含水液。本案患儿为风热夹湿之证，遂以疏风清热为主，佐以利湿解毒，方用银翘散加减治之。金银花、连翘清热解毒；薄荷、荆芥穗、防风及蝉蜕疏风清热、辛凉透疹；薏苡仁清热利湿，使热从小便去；桔梗、辛夷利咽通窍；甘草调和诸药，并兼解毒之功。另外，水痘引起的皮肤瘙痒比较明显，许多患儿均忍不住抓挠，导致皮损进一步加重，甚至继发细菌感染，故李宜瑞教授强调治疗上需重视祛风止痒，药浴是其常用的辅助疗法。于是为本案患儿选用了地肤子和蛇床子的寒热搭配，加强祛风止痒的作用，同时配以生地黄、土荆芥、苦参以清热凉血祛湿。全方药物虽简，但针对性很强，其以水痘具有风、湿、热邪的特点而组方，与中药内服有内外兼施，标本兼治之意。

医案2 风热夹湿

莫某，男，1岁，就诊于2019年4月10日。

主诉：皮疹2日。

病史：患儿在近2日来低热，鼻塞，流黄涕，咳嗽，痰多，手足、唇、肛周、项背部出现皮疹，胃纳一般，夜寐尚安，大便每日1次，质偏烂，小便尚调。舌淡红，苔白厚。

查体：精神尚好，咽红，咽峡、唇、手足掌跖、肛周及项背部散在红色斑丘疹及疱疹，个别伴瘙痒。

中医诊断：手足口病。

西医诊断：手足口病。

证候诊断：风热夹湿。

治法：疏风清热，祛湿化痰。

方药：银翘散加减。

处方：金银花7g，连翘7g，淡竹叶4g，荆芥穗4g，桔梗6g，薄荷2.5g（后下），薏苡仁10g，广藿香8g，甘草3g，苦杏仁8g，浙贝母8g，净山楂6g。共3剂，每日1剂，水煎服。

按语：本案患儿是手足口病时行邪毒侵袭肺脾所致，以手足肌肤、口腔疱疹为特点。肺主宣发肃降，司呼吸，外合皮毛，脾主四肢肌肉。时行邪毒从口鼻而入，内犯于肺，下侵于脾，肺脾受损，水湿内停，正邪交争，蕴蒸于外，发为本病。本案患儿肺卫症状较为明显，病邪尚浅，遂以解表驱邪为主，方选银翘散加减治之，因其痰涕较多，苔为白厚，此为湿重之象，故配以祛湿化痰之药。银翘散疏风清热解毒；浙贝母、苦杏仁止咳化痰；重用广藿香，因其味辛、性温，能芳香化湿，解表和中；薏苡仁清热利湿；净山楂健胃消食。

医案3　热毒蕴结

杨某，男，5岁，就诊于2012年9月12日。

主诉：左侧腮部肿痛2周。

病史：患儿2周前出现左侧腮部肿痛，发热，无流涕，无咳嗽，在外院治疗2日（具体不详）后热退，但左侧腮部仍肿胀、疼痛，胃纳一般，二便尚调，夜寐安，汗多。舌红，苔白厚。

查体：咽红，双侧扁桃体无肿大，左侧腮部肿胀，约1.5cm×1.5cm，边缘欠清，有压痛。

中医诊断：发颐。

西医诊断：急性腮腺炎。

证候诊断：热毒蕴结。

治法：清热解毒，软坚散结。

方药：自拟方。

处方：连翘10g，山栀子4g，板蓝根15g，夏枯草5g，浙贝母10g，桔梗10g，猫爪草10g，山楂10g，糯稻根15g，甘草4g。共3剂，每日1剂，水煎服。

二诊（2012年9月15日）：左侧腮部肿痛减轻，胃纳一般，二便尚调，每晚夜尿2~3次，遗尿，夜寐安，汗出不多。舌红，苔白。

处方：连翘10g，夏枯草4g，玄参10g，浙贝母10g，桔梗10g，猫爪草10g，太子参15g，桑螵蛸10g，甘草5g。共3剂，每日1剂，水煎服。

三诊（2012年9月18日）：服上药后，患儿左侧腮部已无疼痛，仍稍肿，胃纳一般，大便偏干，每日1次，无遗尿，夜尿仍较多，睡眠可，夜寐安。舌红，苔白。

处方：连翘10g，夏枯草4g，玄参10g，浙贝母10g，桔梗10g，猫爪草10g，太子参15g，桑螵蛸10g，鸡内金10g，莱菔子10g，人参叶4g，甘草5g。共3剂，每日1剂，水煎服。

3日后，患儿诉左侧腮部肿胀已消退。

按语：本案患儿为温热之毒蕴结在少阳经，结于腮部，致气血运行不畅，故腮部肿痛，治当清热解毒、软坚散结。初诊时，患儿以左侧腮部肿胀疼痛为主要表现，为温热邪毒蕴结之象，遂以夏枯草、山栀子、板蓝根、连翘以清胆经之热，解蕴结之毒；配浙贝母、桔梗、猫爪草软坚散结；辅以山楂消食健胃，糯稻根敛阴止汗。二诊时，患儿腮部肿痛已减轻，但又出现夜尿多、遗尿的情况，说明其本为虚，脾肾不固，而苦寒之品易伤及阳气，致固摄失常，故去板蓝根、山栀子等大寒之品，换玄参清热养阴散结，并加太子参、桑螵蛸健脾益气，补肾缩尿。三诊时，患儿虽仍存腮肿，但疼痛已消，亦无遗尿，而大便干，遂加鸡内金、莱菔子健胃消食，鸡内金可入膀胱经而有止遗之效，为一举两得之妙药。整个治疗过程，李宜瑞教授紧扣病机变化，用药随证而变，从开始的攻邪为主，逐渐转化为攻补兼施，从而达到邪去正复的效果，体现了其施药灵活、细腻的特点。

◇ 二十七 ◇

瘾　疹

医案1 ▶ **风热夹湿**

吴某，男，8岁，就诊于2018年10月10日。

主诉：反复皮疹2个月。

病史：患儿近2个月来头面部、颈项及手足反复出现红色皮疹，高出皮面，呈团块状，伴瘙痒，发作频繁，几乎每日可见，一般持续数小时，在自行服用氯雷他定片后可暂时消退。近2日出现咽痒、干咳症状，以夜间为多，无鼻塞、流涕，无发热。胃纳一般，稍有口气，夜寐尚安，偶有磨牙，大便1至2日一次，偏烂黏滞，小便色黄，味臭。舌稍红，有芒刺，苔黄白相间。

查体：面色黄，体形消瘦，鼻根处青筋显现。

中医诊断：瘾疹。

西医诊断：慢性荨麻疹。

证候诊断：风热夹湿。

治法：祛风清热，化湿止痒。

方药：自拟方。

处方：黑大豆皮15g，生地黄12g，赤芍8g，白鲜皮10g，地肤子8g，防风5g，蝉蜕4g，刺蒺藜6g，徐长卿10g，五指毛桃15g，薏苡仁12g，净山楂10g，甘草5g。共7剂，每日1剂，水煎服。

外洗处方：地肤子20g，白鲜皮20g，蛇床子20g，苦参20g，生地黄20g，土荆芥15g。共7剂，每日1剂，水煎外洗。

二诊（2018年10月19日）：服上药后，患儿皮疹发作次数较前减少，瘙痒程度也较前减轻。胃纳欠佳，夜寐尚安，大便质软，2日1次，小便色黄，味臭，鼻塞，流涕，偶有咳嗽。舌淡，苔黄白相间。

查体：咽稍红，鼻黏膜色暗红，可见少量黄涕痂。

处方：黑大豆皮15g，赤芍8g，白鲜皮10g，地肤子8g，防风5g，蝉蜕4g，刺蒺藜6g，徐长卿10g，五指毛桃15g，薏苡仁12g，净山楂10g，甘草5g。共7剂，每日1剂，水煎服。

按语：荨麻疹是儿童常见的皮肤疾病，多因患儿先天禀赋不足，再受风邪侵袭，继而发病。慢性荨麻疹的风团样皮疹反复发作，瘙痒难忍，服用抗过敏药物后症状消失，但停药后常复发，病情迁延难愈，对广大患儿和家属造成了诸多困扰。本案患儿有荨麻疹的典型表现，复感外邪，证属风热夹湿，治以祛风清热、化湿止痒为法。初诊时，以黑大豆皮、生地黄和赤芍清热滋阴、凉血养血，寓意"治风先治血，血行风自灭"；白鲜皮和地肤子为常用对药，清热利湿，祛风止痒；配防风、蝉蜕、刺蒺藜、徐长卿以解表止痒祛风，又考虑患儿兼有胃纳不佳、口臭、面黄等虚实夹杂的表现，方中酌加五指毛桃、薏苡仁、净山楂健脾、利湿、消食。二诊时，患儿症状明显好转，热象已稍退，遂去生地黄凉血滋阴之品以防湿气滞留，遵循"效不更方"的原则，余不变动，继续服用。

医案2　湿热内蕴，气血不足

李某，男，8岁，就诊于2019年7月3日。

主诉：反复皮疹1年余。

病史：患儿反复双下肢、面部皮疹1年余，伴瘙痒，气温升高时瘙痒加重，胃纳差，夜寐欠安，汗多，大便3至5日1次，质偏硬，小便尚调，时觉腹痛，可自行缓解。舌淡，尖稍红，苔白，舌根部苔厚腻。既往有鼻炎及反复咳嗽病史。

查体：双下肢有散在红色斑丘疹，高出皮面。

中医诊断：瘾疹。

西医诊断：荨麻疹。

证候诊断：湿热内蕴，气血不足。

治法：清热祛湿，补气养血，消食化滞。

方药：自拟方。

处方：白鲜皮8g，薏苡仁12g，徐长卿8g，黑大豆皮12g，紫草8g，辛夷5g，五指毛桃15g，浮小麦15g，糯稻根15g，乌梅8g，鸡内金10g，莱菔子10g，甘草4g。共5剂，每日1剂，水煎服。

按语： 本案患儿为虚实夹杂之象，反复咳嗽，有鼻炎病史，汗多，舌淡，说明气血不足为其本；胃纳差，舌苔白、舌根部苔厚腻，皮疹以下肢为主，反复发作，此起彼伏，缠绵难愈，乃湿热内蕴，气血不足之象。遂治以清热祛湿、补气养血为法，兼消食化滞。方用白鲜皮、薏苡仁和徐长卿清热祛湿，祛风止痒；紫草凉血透疹，辛夷散风通窍；五指毛桃益气补中；乌梅、浮小麦、糯稻根养阴除烦，收敛止汗；鸡内金、莱菔子消食化滞；黑大豆皮性平、味甘，养血祛风，滋阴敛汗，为李宜瑞教授治疗荨麻疹的常用之品。

杂 病

医案1 邪郁肺卫

汪某，女，4岁，就诊于2019年10月13日。

主诉：淋巴结肿痛4日。

病史：患儿4日前出现左侧颈部淋巴结肿痛，咽痛，时有低热，偶有头晕，伴单声咳，有痰难咳出，四肢瘙痒，多汗，口干，口气大，夜寐欠安，纳呆，大便稍硬，每日1次。舌红，苔黄。

查体：咽红，双侧扁桃体Ⅱ度肿大，左侧颈部可扪及肿大淋巴结约2cm×2cm大小，质稍硬，活动度可，有轻压痛。双肺呼吸音增粗，肝肋下2.5cm可扪及。

中医诊断：痰核。

西医诊断：淋巴结肿大，查因为传染性单核细胞增多症。

证候诊断：邪郁肺卫。

治法：疏风清热，化痰散结。

方药：自拟方。

处方：浙贝母8g，猫爪草8g，桔梗10g，连翘10g，蒲公英10g，炒僵蚕5g，白芷4g，辛夷4g，玄参10g，蝉蜕3g，莱菔子10g，甘草3g。共3剂，每日1剂，水煎服。

二诊（2019年10月16日）：服上药后，患儿颈部淋巴结处疼痛较前减轻，现已无发热，鼻痒，偶打喷嚏，无鼻塞、流涕，曾有鼻衄，眼周痒，入睡后打鼾，夜寐欠安，汗多，胃纳尚可，大便硬，每日1至2次，味酸臭，小便调。舌红，苔薄白。

查体：咽红，双侧扁桃体Ⅱ度肿大。左侧颈部仍可触及肿大淋巴结约2cm×2cm大小，表面光滑，无压痛，活动度可。

处方：猫爪草8g，连翘10g，炒僵蚕5g，白芷4g，蝉蜕3g，莱菔子10g，薏苡仁12g，白背叶根15g，茵陈10g，五指毛桃15g，牡蛎15g（先煎）。共7剂，每日1剂，水煎服。

> **按语**：本案患儿感受温热时邪，侵于肺卫，故见咽痛发热；热邪灼津炼液成痰，瘀阻经络，故有痰核之证。治宜疏风清热、化痰散结，故李宜瑞教授以桔梗、玄参、连翘、蝉蜕、蒲公英等疏风清热，解毒利咽；浙贝母、猫爪草、炒僵蚕、白芷等化痰通络，散结消肿；并配以莱菔子消食化积等。二诊时，患儿颈部淋巴结处疼痛减轻，热势已去，但风邪仍在，气机不和，而正虚之象隐现，故减清热解毒之品，加五指毛桃、牡蛎等益气化痰，通络散结。

医案2　脾虚湿蕴

黄某，男，6个月，就诊于2014年12月5日。

主诉：反复湿疹4个月。

病史：患儿于4个月前出现面部湿疹，反复发作，严重时面部、腹部、四肢皮肤均有，伴黄色水液渗出，瘙痒，睡眠不安，胃纳差，大便质软，每日1次。舌淡红，苔白厚，指纹紫滞达于风关。该患儿为第1胎，足月顺产，母乳喂养。其父既往有慢性荨麻疹病史。

查体：面色无华，体形消瘦，肌肉松软，面部、腹部、四肢皮肤均可见细小红色皮疹，有黄色渗液，部分结痂。

中医诊断：湿疮。

西医诊断：婴儿湿疹。

证候诊断：脾虚湿蕴。

治法：健脾燥湿，凉血祛风。

方药：自拟方。

处方：太子参8g，苍术5g，茯苓10g，赤芍4g，薏苡仁8g，黑大豆皮4g，白鲜皮4g，鸡内金4g，山楂3g，防风3g，甘草2g。共4剂，每日1剂，水煎服。

二诊（2014年12月10日）：服上药后，家属诉患儿湿疹明显减轻，近2日来轻微咳嗽，流涕，睡眠可，胃纳欠佳，大便稀烂，每日1次。舌红，苔薄白，指纹紫滞达于风关。

处方：桑叶4g，辛夷花2g，广藿香4g，紫苏叶4g，茯苓10g，赤芍4g，薏苡仁8g，黑大豆皮4g，白鲜皮4g，鸡内金4g，山楂3g，防风3g，甘草2g。共7剂，每日1剂，水煎服。

三诊（2014年12月17日）：服上药后，患儿仅面部见少许湿疹，无咳嗽，无流涕，胃纳可，大便烂，每日1次。舌淡红，苔薄白，指纹淡紫达于风关。

处方：二诊处方加白术5g。共7剂，每日1剂，水煎服。

其后继续以二诊方为基础方，随证加减，治疗1个月余。2015年1月21日复诊时，患儿湿疹已基本消失，胃纳正常，体重增加，面色红润。

按语： 本病为婴儿湿疹，其病机主要为脾虚湿蕴。小儿素体禀赋不足，脾虚失运，水湿内停，蕴而化热，复感风邪，风热搏结于肌肤而成湿疹，治以健脾燥湿、凉血祛风为法。故以四君子汤为主方益气健脾，并用苍术代白术，加强燥湿运脾之功。辅以防风、黑大豆皮祛风止痒，其中防风为风药，取"风药散郁火"之意；薏苡仁渗湿利水；白鲜皮清热解毒、燥湿止痒；赤芍凉血解毒；山楂、鸡内金消食导滞。三诊时又加白术增强健脾益气之力。本案中李宜瑞教授对苍术、白术的灵活使用，值得认真思考和学习。

医案3　中气下陷

邱某，女，4岁，就诊于2018年5月25日。

主诉： 发现眼睑下垂1年余。

病史： 1年余前发现患儿眼睑左右交替下垂。2017年5月患儿于外院诊断为重症肌无力（眼肌型），其后坚持服用溴吡斯的明等治疗，现症状较前好转，但易疲劳，平素汗多，偶有盗汗，胃纳尚可，夜寐安，时有口臭，二便调。舌淡，苔白，舌根部苔微厚。

中医诊断： 痿病。

西医诊断： 重症肌无力。

证候诊断：中气下陷。

治法：补中益气，升阳举陷。

方药：补中益气汤加减。

处方：黄芪20g，太子参15g，白术10g，当归6g，蒸陈皮5g，升麻5g，北柴胡5g，甘草4g，糯稻根12g。共7剂，每日1剂，水煎服。并予强肌健力胶囊口服，每次1粒，每日1次。

二诊（2018年6月6日）：服上药后，患儿症状较前好转，汗出仍较多，胃纳尚好，二便调，夜寐安。舌淡红，苔白，舌中后部苔稍黄腻。

处方：太子参15g，黄芪20g，白术10g，甘草4g，当归6g，蒸陈皮5g，升麻5g，北柴胡5g，糯稻根12g，鸡内金10g，净山楂8g。共14剂（另加连翘8g于前5剂中），每日1剂，水煎服。

按语：对于重症肌无力患者，李宜瑞教授认为多乃中气下陷所致，治疗上当以补中益气、升阳举陷为法，李东垣的补中益气汤自是首选。但小儿为稚阴稚阳之体，阳气虚绥者，阴津也易亏耗，太子参补气生津、养血健脾，故以之易人参，并加糯稻根益胃敛阴止汗。二诊时，患儿食滞之象较显，故加鸡内金、净山楂、连翘以健胃消食、清肠化滞。